患者本位の医薬分業の実現

今こそ
「かかりつけ
薬剤師・薬局機能」
を強化しよう！

アウトカム創出を目指して

企画・編集　ネグジット総研

じほう

執筆者一覧

久保　隆　株式会社ネグジット総研　経営コンサルタント
第1章，第2章，第3章，第4章　担当

中野康三　株式会社ネグジット総研　経営コンサルタント
第1章，第3章　担当

山下善史　株式会社ネグジット総研　経営コンサルタント
第2章，第3章　担当

津留隆幸　株式会社ネグジット総研　経営コンサルタント
第3章　担当

松景陽介　株式会社ネグジット総研　経営コンサルタント
第3章　担当

はじめに

2016年4月にとある薬局の新入社員研修で「みなさんの入社された2016年という年は『薬局業界にとって大きな転換点となったのはこの年だった』と，何年か経って振り返った時にそう言われる年になるでしょう！」と話をしたことを今でも明確に覚えている。これは，2016年度調剤報酬改定を受けてのことで，この年の改定で調剤報酬制度の改定は大きな舵を切ったと考えていたからだ。

詳細は本文で記述するが，2016年度調剤報酬改定は，2015年10月に出された「患者のための薬局ビジョン」を踏まえて「かかりつけ薬剤師指導料・包括管理料」を始めとした「かかりつけ機能に関わる基本的業務」という考え方が点数に反映されている。もちろんこれまでにもあった点数も含まれているわけだが，これらは2015年3月の規制改革会議の「医薬分業はコストに見合ったメリットを患者に与えているか？」という問題提起への回答の一つとして出されたものあり，これがうまくいかないと「医薬分業は患者にとってのメリットを十分供与できていない」という結論が出されかねないという点で，質的変化といえるものだ。

この視点は2年経過した2018年度調剤報酬改定にも持ち越されており，2018年3月4日に開催された厚生労働省の平成30年度診療報酬改定説明会の「調剤の部」の冒頭で，「患者にメリットがあるサービス，そのエビデンスの構築を含めて検討していく必要がある」といった発言が説明者の浦課長補佐からなされていることからも明らかだ。

これに対して現場での取り組みはどうであろうか。各地の薬局や薬剤師のみなさんがいろいろな工夫をして取り組まれ，それらの報告もなされているが，「患者にメリット」という点，特に当初の規制改革会議でいわれた「コストに見合った」という観点で見ると十分とは言えない状況ではないだろうか。

筆者達は薬剤師ではなく，薬学的な観点からこれらの取り組みを評価する立場

にはないが，経営の支援に携ってきたもので「顧客視点」,「患者視点」という目線
では多くの取り組みの支援を進めてきている。そういう立場で現場の取り組みを
鑑みると顧客のメリットを提示する「価値提案」という視点が抜けているのではな
いかという懸念を持ち始めた。

　この「価値提案」とは，マーケティングで使用される言葉であるが，現場でやり
取りをさせていただく中で，医療の世界では「アウトカム」という言葉に置き換え
たほうが現場の皆さんには伝わりやすいと感じている。この「アウトカム」を明確
に意識して取り組むことこそ，この「かかりつけ薬剤師・薬局機能」の本質が生か
されるものだと考えている。このような問題意識から，2016 年 10 月・11 月に日
本大学の亀井美和子教授と「かかりつけ薬剤師サービスの本質を深めるために」と
いうセミナーを福岡・大阪・東京で開催をさせていただき，その時の経験も踏ま
え本書は執筆された。

　本書では，第 1 章を「かかりつけ薬剤師・薬局機能提起の背景」と題し，「かかり
つけ薬剤師・薬局機能」が提起されるようになった経緯を再確認し，2018 年度改
定とのつながりを記した。

　第 2 章「かかりつけ薬剤師・薬局機能の本質とは？」では，その点数上の要件，
この 2 年間の取り組み推移を踏まえたうえで，その求められる本質についての考
察を深めている。

　第 3 章「かかりつけ薬剤師・薬局機能推進の成功のポイントとは？」では，第 2
章の考察を念頭にその実現のヒントとなる，アウトカムの創出を実験的取り組み
と現場での事例を紹介。

　第 4 章「地域に根差した選ばれる薬局になるために…今後に向けて」では，それ
らの取り組みも踏まえ，「かかりつけ薬剤師・薬局機能」の本質をより深めていく
ための今後の課題を提起している。

本書が，「患者本位の医薬分業」の実現を「アウトカムの創出」により前に進めることを目指す保険薬局・ドラッグストアで働く人々の一助になることを期待する。

2018年5月

久保　　隆

目　　次

第1章　かかりつけ薬剤師・薬局機能提起の背景

1　かかりつけ薬剤師指導料等誕生　2016年度調剤報酬改定の経緯

① かかりつけ薬剤師指導料…新報酬の誕生 …………………………………… 2
② 医薬分業に求められた変革　～規制改革会議 公開ディスカッション～ …………… 4
③ 国民医療費の適正化策・薬剤の適正使用の観点からみる
　　かかりつけ薬剤師・薬局機能 ……………………………………………… 8
④ 地域包括ケアにおけるかかりつけ医・かかりつけ歯科医との連携強化へ ……… 16
⑤「患者本位の医薬分業の実現」に向けて …………………………………… 18

2　患者のための薬局ビジョンとその実現のためのアクションプランの検討

① 患者のための薬局ビジョン　～「門前」から「かかりつけ」，そして「地域」へ～ …… 20
② かかりつけ薬剤師・薬局がもつ3つの機能 ………………………………… 23
③ 健康サポート機能と高度薬学管理機能 ……………………………………… 26
④ 患者のための薬局ビジョン実現のためのアクションプラン ………………… 31

3　2018年度調剤報酬改定の方向性

① 2018年度改定の本質…『患者のための薬局ビジョン』推進の加速化 ……………… 36
② かかりつけ薬剤師・薬局機能の強化の方向性 ……………………………… 40

第2章　かかりつけ薬剤師・薬局機能の本質とは？

1　かかりつけ薬剤師・薬局機能の要件

① かかりつけ薬剤師指導料要件の構造 ………………………………………… 50
② 他のかかりつけ機能項目と関係性…従来のかかりつけ機能を包括的に
　　提供するのがかかりつけ薬剤師機能 ……………………………………… 55
③ 形式要件と本質的要件を区別して理解する ………………………………… 56

2　かかりつけ薬剤師の取り組みの推移…
　　　　量は増加傾向にあるも取り組みにバラつき

① かかりつけ薬剤師機能の全国的な取り組み…
　　半数の薬局が届出，算定は1％強 ………………………………………… 60
② 他のかかりつけ薬局機能の取り組み…2016年度に大幅増 …………………… 69
③ 大手チェーンの状況…量の確保はもちろん質の確保も…
　　そのレベルアップに期待 …………………………………………………… 73

3　かかりつけ薬剤師・薬局機能の本質を探る

① かかりつけ薬剤師・薬局機能の本質を考えるために…
　　マーケティング視点をもつ ………………………………………………… 78
② アウトカムを創出する…真のアドヒアランスの実現へ ……………………… 86
③ ビジネスモデル「かかりつけ薬剤師・薬局機能」をデザインする …………… 91

第3章　かかりつけ薬剤師・薬局機能推進の成功のポイントとは？

1　アウトカムを生み出すための取り組み例

① PIIS（薬剤師中間介入研究）
　　〜「中間介入」による服薬状況・病状の改善のための取り組み〜 …………… 100
② HORP（保険者連携プログラム）〜保険者と連携した健康増進の取り組み〜 …… 111
③ 松本市糖尿病性腎症重症化予防の取り組み …………………………………… 115

2　現場での「小さな成功」創出に向けた取り組み例

① 独自のツールを活かし，かかりつけ薬剤師機能のアウトカムの創出を図る
　　〜株式会社メディカルファーマシィー（東京都新宿区）〜
　　〈かかりつけ薬剤師現場での事例①〉 ………………………………… 128
② 患者の服薬遵守水準を見抜くことから始める
　　〜ファーマみらい全快堂薬局小浜駅前店〜
　　〈かかりつけ薬剤師現場での事例②〉 ………………………………… 144
③ かかりつけ薬剤師・薬局サービスに関するパターン分析
　　〜ほうしや薬局（兵庫県姫路市）〜
　　〈かかりつけ薬剤師現場での事例③〉 ………………………………… 149
④ 徹底した仕組化でかかりつけ薬剤師機能のアウトカム創出を実現
　　〜日本調剤株式会社（東京都千代田区）〜
　　〈かかりつけ薬剤師現場での事例④〉 ………………………………… 155
⑤ 健康と福祉の情報ステーションを目指して−地域社会から必要とされる存在に−
　　〜株式会社ホロン（すずらん薬局グループ）〜
　　〈かかりつけ薬剤師現場での事例⑤〉 ………………………………… 169

3　「小さな成功」を広げていくために

① かかりつけ薬剤師・薬局機能の理解の浸透による主体的な姿勢の醸成 ………… 178
② 重点対象患者の絞り込み ………………………………………………………… 179
③ 薬剤の適正使用によるアウトカム創出への取り組みのための同意獲得・連携 … 180
④ 継続的に提供できる仕組みづくり ……………………………………………… 181

第4章　地域に根差した選ばれる薬局になるために…今後に向けて

1　地域に根差すとは…マーケティングの視点

○名実ともに地域に根差しているか？…
　　地域シェア・かかりつけ度を把握する ……………………………………… 186

2　健康サポート機能との連携

○一次予防・二次予防の促進…健康サポート機能の強化 ………………………… 191

3　チーム医療の原点に

○薬局内・地域でチーム活性化の実現を！ ……………………………………… 197

第1章

かかりつけ薬剤師・
薬局機能提起の背景

第1章 かかりつけ薬剤師・薬局機能提起の背景

1 かかりつけ薬剤師指導料等誕生 2016年度調剤報酬改定の経緯

▶▶▶ ① かかりつけ薬剤師指導料…新報酬の誕生

　2016年4月，これまでの保険薬剤師・薬局のあり方に一石を投じる新報酬「かかりつけ薬剤師指導料・かかりつけ薬剤師包括管理料」が新設された。この新報酬は，保険薬局が患者へ医療サービスを提供する際のサービス内容や報酬額，算定要件（報酬を算定するための条件）等を定める，2年に1度の調剤報酬改定（診療報酬改定のうち調剤に関わる改定範囲を指す）で示されたものであり，2016年度改定がその第一歩となる。

　そもそも，この「かかりつけ」という概念自体は，「かかりつけ医」に代表されるように，過去の保険薬局業界においても長らく存在していた。しかしながら，それぞれの薬剤師や保険薬局ごとに，その捉え方やあり方が異なっており，2016年度改定の議論において，厚生労働省が主体となり一定の考え方を初めて示した格好となる。

　また，これらのかかりつけ薬剤師・薬局機能は，かかりつけ医・かかりつけ歯科医とともに，2025年までに全国の日常生活圏域（おおむね中学校区分ごと）で構築・整備が求められている。これは，超高齢化を迎えた我が国において，高齢者を中心とした社会保障システムの一貫として，住まい・医療・介護・予防・生活支援の一体的提供を目指した「地域包括ケアシステム」の一翼を担う保険薬局の重要な機能として注目されている。

　とはいえ，このかかりつけ薬剤師・薬局機能の誕生は，これらの構想の当初から将来に向けた取り組みとして前向きに始まった訳ではなく，保険薬局におけるこれまでの提供サービスを「患者本位」に変革すべく強く求められた，2015年初めからの規制改革会議での議論が根底にある。いわば，「（現在の）医薬分業はコストに見合ったメリットが感じられにくい」との苦言である。医薬分業（薬の処方と調剤を分離すること）の結果，現在では多くの医薬品処方が医療機関内から保険薬局という院外へ移行されたものの，残念ながら患者へはその移行したメリットが感じられにくい状況にある。直近においては，医療保険・自費負担分を合わせ

全国の保険薬局に支払われる年間技術料総額は約1.8兆円に上る。これは処方箋1枚あたりに換算すると2,200円強に相当するが，このコストに見合ったサービスが提供されているのかが不明瞭との指摘がある（図1-1）。

そのため，顧客である患者から保険薬局の提供するサービスに向けられた視線は厳しく，今後は足元からサービスの質を高め，費用対効果を含めた患者からの信頼を勝ち得なければならないことは論を待たない。

これに対し，2016年度の報酬改定において示された「かかりつけ機能の推進」は，まさにこの保険薬局の提供するサービスの質を高めるための方策の1つとしてとらえることができる。

こういった意味で，全国の保険薬局に求められた社会的責任は大きく，今後は「いかに保険薬局は患者に認められるサービスを提供できるのか」，ひいては，「いかに真に地域に選ばれる薬局となり得るか」が，現在約58,000件までに拡大した

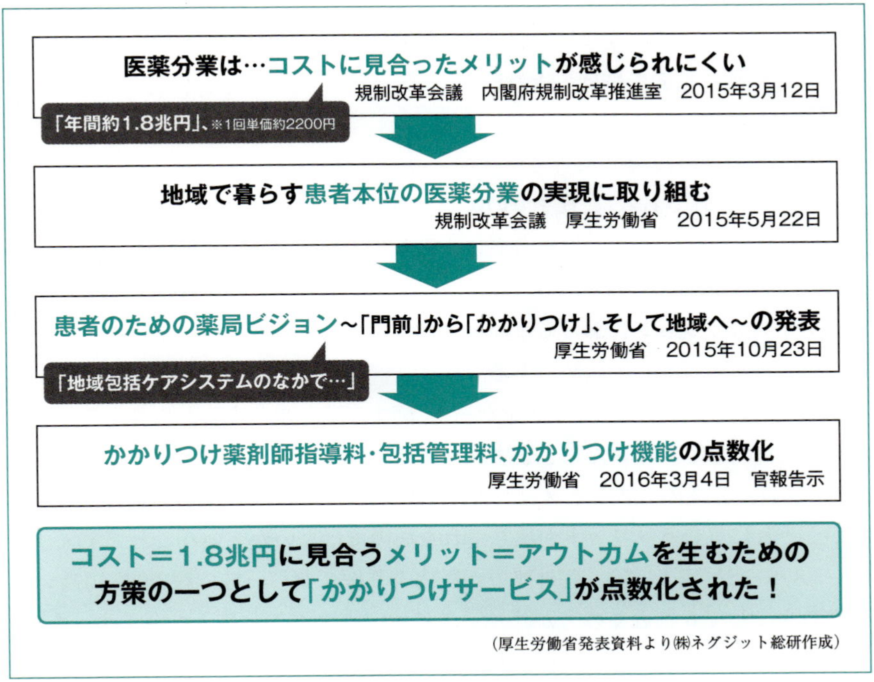

図1-1　かかりつけ薬剤師・薬局機能提起の背景〈2016年度改定の流れ〉

第1章　かかりつけ薬剤師・薬局機能提起の背景

保険薬局業界における生き残り要因であるといっても過言ではない。

　当章では次項以降，かかりつけ薬剤師・薬局機能が求められた背景とともに，今後の持続的な保険薬局経営に向けて，経営者を始めとする関係者の皆様に押さえていただきたい要点をお伝えしていく。

▶▶▶ ② 医薬分業に求められた変革
　　　～規制改革会議 公開ディスカッション～

　さて前述のとおり，かかりつけ薬剤師・薬局に関する報酬が初めて求められたのは 2016 年度改定からであるが，その根底には「医薬分業のメリット」に向けられた規制改革会議での指摘がある。1974（昭和 49）年が元年の年ともいわれる国内の医薬分業であったが，その後しばらくは医療機関が処方薬で多大な利益を得る「薬漬け医療」が横行しており，これを本格的に防止するため，同年に医師の処方箋料引き上げという形で全国的な普及を迎えた（図1-2）。

　1974 年以降は図のように，約 40 年にわたり着実な上昇を続け，2015（平成 27）年度には全国の医薬分業率は 70.0％を記録している。しかしながら，このように近年まで順調に拡大を続けてきた国内の医薬分業であったが，2015 年 3 月 12 日に，とある転機を迎える。

　それは，内閣府規制改革会議公開ディスカッション「医薬分業における規制の見直し」での一幕である。これまでの医薬分業の拡大，つまりは保険薬局数の拡大，いわゆる「量の拡大」から，医薬分業によるサービスの向上，いわゆる「質の充実」が強く求められ始めたのである。

　当ディスカッションにおける事務局大熊参事官による報告が以下にある。これは，当会議議事録からの抜粋である。

　「私からは，本日の論点及びアンケート（図1-3）をやりましたので，その結果についてお話しさせていただきます。（～中略～）本議題の論点は 2 つ。（～中略～）

　2 つ目は，分業のコストとメリットです。院外処方の方がコストが高いわけですが，それに見合うメリットが感じられないのではないかということです。（～中略～）8 ページ（図1-4），院外処方が院内より医療費ベースで約 1,000 円高いことにつきまして 6 割近くの方がサービスに比べ高すぎると答えています。なお，価格差につきましては，薬の種類や処方日数等によって変動いたします。9 ページ（図1-5），7 割近くの方が医療機関からなるべく近い薬局，いわゆる門前薬

4

1 かかりつけ薬剤師指導料等誕生 2016年度調剤報酬改定の経緯

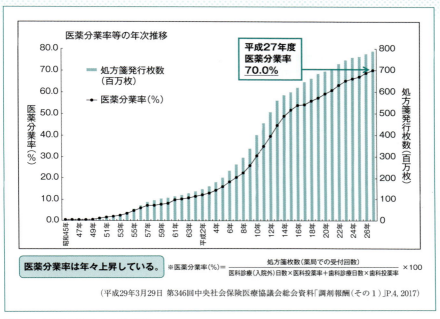

図1-2 医薬分業率の年次推移

```
○調査対象
    15歳以上の一般の方（男性499名、女性537名、計1036名）
○調査日
    2015年2月27日（金）〜2015年3月1日（日）
○調査方法
    インターネット調査
○調査実施機関
    内閣府の委託を受け、株式会社マクロミルが実施
```

（平成27年3月12日 内閣府規制改革推進室「医薬分業における規制の見直し」説明資料P.4, 2015）

図1-3 医薬分業に関するアンケート概要

局に行くと答えており，ここでのサービス水準を基準に価格が高いと感じている方が多いと推察されます」。

第1章　かかりつけ薬剤師・薬局機能提起の背景

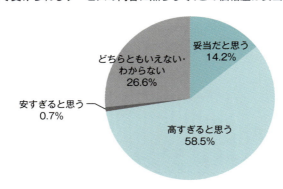

(平成27年3月12日 内閣府規制改革推進室「医薬分業における規制の見直し」説明資料P.8, 2015)

図1-4　アンケート結果①

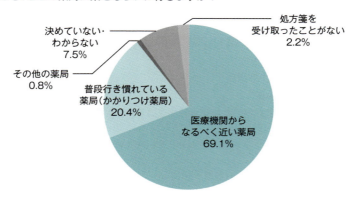

(平成27年3月12日 内閣府規制改革推進室「医薬分業における規制の見直し」説明資料P.9, 2015)

図1-5　アンケート結果②

以上の大熊参事官の報告のように1974年以降，高度成長期と相まって，店舗数を急速に増加させた保険薬局業界であったが，近年において，費用に対する提供サービスの質が問われ始めている。

　この報告では，医薬分業の結果として，院内処方より院外処方のコストが高いことをある程度理解しながらも，処方箋が医療費ベースで約1,000円の差があることについて，調査患者の6割が「高すぎる」としたことに言及している。また，これは回答者の多くが「医療機関の近くの門前薬局」におけるサービス水準に対して，感じていることと推察される。つまりは，患者側からすると「1,000円を余分に支払ってまで，病院やクリニックで処方される以上に，門前の薬局で処方される意義を感じることができていない」ということであろう。

　さらに，大熊参事官の報告直後には厚生労働省吉田審議官より，医薬分業の理念と利点，そして医療保険財政の効率化等への貢献に関する図の資料（図1-6）が示された。

　これによれば，医薬分業の理念は，「医師と薬剤師がそれぞれの専門分野で業務を分担し国民医療の質的向上を図るもの」と言及されている。過去における医薬分業の役割の1つであった「医療機関による薬漬け医療の横行防止」という意味合いは，いったん役目を終えた格好であり，今後は「国民医療の質的向上」が役割として示されている。また，吉田審議官による医薬分業の利点（メリット）としては，①複数診療科受診による重複投薬，相互作用の有無の確認を通した薬物療法の有効性，安全性の向上，②医師・歯科医師と連携のうえで，患者に服薬指導することでコンプライアンス向上を図る，③医師・歯科医師が採用している医薬品に縛られることなく処方ができる，④病院薬剤師が行うべき本来の業務への集中を促す，等の4点が掲げられている。加えて，医薬分業は逼迫する医療保険財政の効率化へも結果的に貢献するとされ，「（医療機関の）薬剤管理コストの削減」，「残薬解消」，「後発医薬品の使用促進」が一層求められる格好となった。

第1章　かかりつけ薬剤師・薬局機能提起の背景

> 医薬分業とは、医師が患者に処方箋を交付し、薬局の薬剤師がその処方箋に基づき調剤を行い、医師と薬剤師がそれぞれの専門分野で業務を分担し国民医療の質的向上を図るものである。なお、欧米では広く一般的に医薬分業が行われている。
>
> **＜医薬分業の利点＞**
> 1. 「かかりつけ薬局」において薬学的観点から処方内容をチェックすることにより、適切な薬物療法の実施に資するとともに、複数診療科受診による重複投薬、相互作用の有無の確認などができ、薬物療法の有効性、安全性が向上すること。
> 2. 薬の効果、副作用、用法などについて薬剤師が、処方した医師・歯科医師と連携して、患者に説明（服薬指導）することにより、患者の薬に対する理解が深まり、調剤された薬を用法どおり服用することが期待でき、薬物療法の有効性、安全性が向上すること。
> 3. 使用したい医薬品が手元になくても、患者に必要な医薬品を医師・歯科医師が医療機関で採用している医薬品に縛られることなく自由に処方できること。
> 4. 本来病院薬剤師が行うべき、入院患者に対する副作用確認や服薬指導等の病棟業務が可能となること。
>
> **＜医療保険財政の効率化等への貢献＞**
> 1. 薬価差の縮小と相まって医薬分業が進むことにより、医療機関の薬剤管理コスト削減や採用医薬品に縛られない専ら医学的観点からの処方が推進されるとともに、薬局における残薬解消の取り組みや後発医薬品の使用促進により医療保険財政の効率化にも寄与する。
> 2. 今後、在宅医療を推進するうえでも、医療機関の薬剤師は入院患者に対する業務に重点を置いていることから、薬局薬剤師が在宅医療に積極的に関与していくことが必要である。
>
> （平成27年3月12日 内閣府規制改革推進室「医薬分業の考え方と薬局の独立性確保」資料P.2, 2015）

図1-6　医薬分業の理念

▶▶▶ ③ 国民医療費の適正化策・薬剤の適正使用の観点からみるかかりつけ薬剤師・薬局機能

　前項までは医薬分業に対する国民の声を中心に述べてきたが、他方でかかりつけ薬剤師・薬局機能の誕生には国民医療費適正化策としての観点と、薬剤の適正使用の観点が存在する。まず1点目の国民医療費適正化策としての観点について述べたい。

　次の図1-7ならびに表1-1は、厚生労働省より現在公開されている「平成27年度 国民医療費の概況」からの国民医療費の年次推移である。近年における国民医療費は年間40兆円を超え、さらに毎年約1兆円強ずつ増加している。また、2014年9月2日に経済産業省ヘルスケア産業課から公開された「ヘルスケア産業政策について」によれば、2025年の国民医療費は約60兆円に達する見込みであ

1　かかりつけ薬剤師指導料等誕生　2016年度調剤報酬改定の経緯

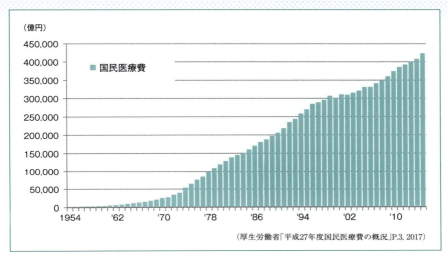

図1-7　日本の国民医療費の年次推移

るとされている。この増加には，近年における国内の高齢化による高齢者医療費の増大や，不必要な残薬の発生，医療技術の高度化によるコスト増等のさまざまな要素が大きく影響していると考えられている。

反面，国民皆保険制度の維持に向けて，過去よりこの医療費において適正化が叫ばれているが，歯止めがかかっていない。近年の財務省においては，高齢化や人口構成などの影響を加味した社会保障費の自然増分を5,000億円程度に抑制する旨を掲げている。では，かかりつけ薬剤師・薬局機能が具体的にどのような費用に対しての適性化策となり得るのか。

次の図1-8ならびに表1-2は，国民医療費のなかでも，近年における調剤医療費と処方箋枚数，1枚あたりの調剤医療費（処方箋単価）の推移である。最新の平成27（2015）年度データ（電算処理分）は，調剤医療費が7兆8,192億円（前年度比9.3％増），処方箋枚数が8億1,912万枚（同1.9％増），1枚あたりの調剤医療費9,546円（同7.3％増）といずれも拡大の傾向を見せている。この1つの要因としては，近年の高齢化により受診頻度が高い高齢者人口の占める比率が，総人口に対して高くなり，結果，処方箋枚数と調剤医療費総額を押し上げたものと考えられる。他方，1枚あたりの調剤医療費（処方箋単価）も同様に伸長し続けており，調剤医療費拡大の一因となっている。1枚あたりの調剤医療費の内訳は次のとおり

9

第1章　かかりつけ薬剤師・薬局機能提起の背景

表1-1　国民医療費及び人口一人あたり国民医療費の年次推移

年次		国民医療費		人口一人あたり国民医療費	
		(億円)	対前年度増減率 (%)	(千円)	対前年度増減率 (%)
昭和29年度	1954	2,152	…	2.4	…
30	'55	2,388	11.0	2.7	12.5
31	'56	2,583	8.2	2.9	7.4
32	'57	2,897	12.2	3.2	10.3
33	'58	3,230	11.5	3.5	9.4
34	'59	3,625	12.2	3.9	11.4
35	'60	4,095	13.0	4.4	12.8
36	'61	5,130	25.3	5.4	22.7
37	'62	6,132	19.5	6.4	18.5
38	'63	7,541	23.0	7.8	21.9
39	'64	9,389	24.5	9.7	24.4
40	'65	11,224	19.5	11.4	17.5
41	'66	13,002	15.8	13.1	14.9
42	'67	15,116	16.3	15.1	15.3
43	'68	18,016	19.2	17.8	17.9
44	'69	20,780	15.3	20.3	14.0
45	'70	24,962	20.1	24.1	18.7
46	'71	27,250	9.2	25.9	7.5
47	'72	33,994	24.7	31.6	22.0
48	'73	39,496	16.2	36.2	14.6
49	'74	53,786	36.2	48.6	34.3
50	'75	64,779	20.4	57.9	19.1
51	'76	76,684	18.4	67.8	17.1
52	'77	85,686	11.7	75.1	10.8
53	'78	100,042	16.8	86.9	15.7
54	'79	109,510	9.5	94.3	8.5
55	'80	119,805	9.4	102.3	8.5
56	'81	128,709	7.4	109.2	6.7
57	'82	138,659	7.7	116.8	7.0
58	'83	145,438	4.9	121.7	4.2
59	'84	150,932	3.8	125.5	3.1
60	'85	160,159	6.1	132.3	5.4
61	'86	170,690	6.6	140.3	6.0
62	'87	180,759	5.9	147.8	5.3
63	'88	187,554	3.8	152.8	3.4
平成元年度	'89	197,290	5.2	160.1	4.8
2	'90	206,074	4.5	166.7	4.1
3	'91	218,260	5.9	176.0	5.6
4	'92	234,784	7.6	188.7	7.2
5	'93	243,631	3.8	195.3	3.5
6	'94	257,908	5.9	206.3	5.6
7	'95	269,577	4.5	214.7	4.1
8	'96	284,542	5.6	226.1	5.3
9	'97	289,149	1.6	229.2	1.4
10	'98	295,823	2.3	233.9	2.1
11	'99	307,019	3.8	242.3	3.6
12	2000	301,418	△1.8	237.5	△2.0
13	'01	310,998	3.2	244.3	2.9
14	'02	309,507	△0.5	242.9	△0.6
15	'03	315,375	1.9	247.1	1.7
16	'04	321,111	1.8	251.5	1.8
17	'05	331,289	3.2	259.3	3.1
18	'06	331,276	△0.0	259.3	△0.0
19	'07	341,360	3.0	267.2	3.0
20	'08	348,084	2.0	272.6	2.0
21	'09	360,067	3.4	282.4	3.6
22	'10	374,202	3.9	292.2	3.5
23	'11	385,850	3.1	301.9	3.3
24	'12	392,117	1.6	307.5	1.9
25	'13	400,610	2.2	314.7	2.3
26	'14	408,071	1.9	321.1	2.0
27	'15	423,664	3.8	333.3	3.8

(厚生労働省「平成27年度国民医療費の概況」P.12, 2017)

1 かかりつけ薬剤師指導料等誕生 2016年度調剤報酬改定の経緯

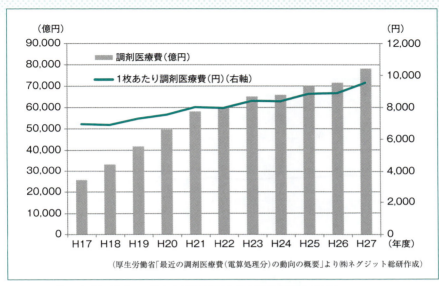

図1-8　近年の調剤医療費・1枚あたり調剤医療費の推移（電算処理分）

表1-2　近年の調剤医療費・処方箋枚数・1枚あたり調剤医療費の推移

		実　数									
		平成17年度	平成18年度	平成19年度	平成20年度	平成21年度	平成22年度	平成23年度	平成24年度	平成25年度	平成26年度	平成27年度
全数	調剤医療費（億円）	45,927	47,468	51,673	54,402	58,695	60,822	65,601	66,431	70,380	71,987	78,746
	処方箋枚数（万枚）	66,363	68,955	70,739	72,008	73,056	76,169	77,851	78,986	79,430	80,831	82,372
	1枚あたり調剤医療費（円）	6,921	6,884	7,305	7,555	8,034	7,985	8,426	8,410	8,861	8,906	9,560
電算処理分	調剤医療費（億円）	25,658	33,305	41,803	49,630	58,124	60,389	65,133	65,902	69,933	71,515	78,192
	電算化率（％）	55.9	70.2	80.9	91.2	99.0	99.3	99.3	99.2	99.4	99.3	99.3
	処方箋枚数（万枚）	36,777	48,106	57,089	65,638	72,345	75,636	77,289	78,452	78,958	80,359	81,912
	電算化率（％）	55.4	69.8	80.7	91.2	99.0	99.3	99.3	99.3	99.4	99.4	99.4
	1枚あたり調剤医療費（円）	6,977	6,923	7,322	7,561	8,034	7,984	8,427	8,400	8,857	8,899	9,546
	電算処理分／全数	1.008	1.006	1.002	1.001	1.000	1.000	1.000	0.999	1.000	0.999	0.999

（厚生労働省「最近の調剤医療費（電算処理分）の動向の概要」より㈱ネグジット総研作成）

である（図1-9）（表1-3）。

　この1枚あたりの調剤医療費の大半だが，技術料と薬剤料から構成（特定保険医療材料料は僅少）されており，近年では技術料の構成割合が低下する一方，薬剤料の構成割合の上昇が著しい状態にある。この上昇の原因は，「医療機関による長期処方や高齢者患者への多剤投与」や「複数の医療機関からの重複投薬」が増加

11

第1章　かかりつけ薬剤師・薬局機能提起の背景

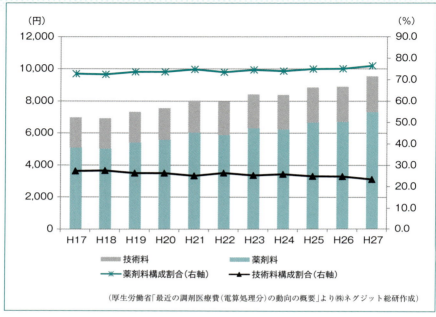

図1-9　近年の1枚あたり調剤医療費の内訳（電算処理分）

表1-3　近年の1枚あたり調剤医療費の内訳

		実　数									
		平成17年度	平成18年度	平成19年度	平成20年度	平成21年度	平成22年度	平成23年度	平成24年度	平成25年度	平成26年度	平成27年度
電算処理分	調剤医療費（円）	6,977	6,923	7,322	7,561	8,034	7,984	8,427	8,400	8,857	8,899	9,546
	技術料	1,897	1,901	1,924	1,984	2,010	2,104	2,126	2,169	2,200	2,200	2,232
	構成割合（％）	27.2	27.5	26.3	26.2	25.0	26.3	25.2	25.8	24.8	24.7	23.4
	薬剤料	5,069	5,011	5,387	5,565	6,011	5,867	6,287	6,217	6,642	6,684	7,299
	構成割合（％）	72.7	72.4	73.6	73.6	74.8	73.5	74.6	74.0	75.0	75.1	76.5
	内、内服薬薬剤料	4,301	4,245	4,573	4,713	5,092	4,941	5,289	5,192	5,542	5,533	6,075
	特定保険医療材料料	10	11	12	12	13	13	14	14	15	15	15
	構成割合（％）	0.1	0.2	0.2	0.2	0.2	0.2	0.2	0.2	0.2	0.2	0.2

（厚生労働省「最近の調剤医療費（電算処理分）の動向の概要」の各年度発表より㈱ネグジット総研作成）

したと考えられている。さらにこれらの原因と相まって，「患者における飲み忘れ・飲み残しなどによる残薬の発生」を引き起こしている。かかりつけ薬剤師・薬局サービスは，これらの「医薬品の余剰投与・重複投薬」や「残薬の発生」を抑制することによる医療費適正化策の1つとして期待されているといえる。

1 かかりつけ薬剤師指導料等誕生 2016年度調剤報酬改定の経緯

〔 現状・課題 〕

○近年、経年的にみて、投薬期間（処方日数）が長くなる傾向がみられる。また、医療機関の規模で比較すると、大規模な病院ほど、慢性疾患の薬剤に関する投薬期間（処方日数）が長い傾向がある。

○薬を飲み残したことのある患者は半数を超えている。また、投薬期間が長くなること、服用する薬の種類が増えることにより、飲み残しが多くなる傾向がある。

○高齢者では、複数の医療機関から、極めて多くの投薬を受ける例がみられる。また、重複して投薬を受ける例もみられている。

○薬局では調剤時に残薬確認を行っているが、医師の確認を経て処方変更する頻度は限定的である。また、残薬確認は医療機関の受診時や薬局での調剤時に行われているが、服用期間中の服薬状況は確認できていない。

〔 論点 〕

○残薬解消の取り組みを一層強化するため、薬局での残薬確認を徹底するとともに、主治医への情報の集約や、薬局での残薬確認による処方変更を円滑にすることについてどのように考えるか。

○服用薬を一元管理するため、受診時・調剤時や、それ以外でのタイミングも含め、主治医と薬局の薬剤師が連携して、残薬や多剤・重複投薬を減らすための取り組みについてどのように考えるか。

○特に大病院からの慢性疾患等の長期処方等についてどのように考えるか。また、それらについて、患者が適正に治療を継続できるよう、分割調剤の活用も含め、主治医と薬局の薬剤師が連携することについてどのように考えるか。

○薬物療法の安全性・有効性の向上や医療費適正化の観点から、次期診療報酬改定に向けて、これらの点に関して、今後さらに中央社会保険医療協議会総会で議論することとしてはどうか。

（平成27年11月6日 厚生労働省 中央社会保険医療協議会総会
「個別事項（その4　薬剤使用の適正化等について）」P.3, 2015）

図1-10　残薬解消にむけた課題と論点

　また，2点目の薬剤の適正使用の観点について，次の平成27（2015）年11月6日の厚生労働省 中央社会保険医療協議会総会「個別事項（その4　薬剤使用の適正化等について）P.3」をご覧いただきたい（図1-10）。

　これによると，「投薬期間（処方日数）が長くなること」，または「服用する薬の種類が増加すること」により，患者において飲み残しが多くなる傾向にあるという。高齢者においては，複数の医療機関から，極めて多くの投薬，または重複した投薬を受ける例があるともいわれている。つまり，「患者は飲み切れていない（もしくは，飲み残している）薬剤を保有しているにもかかわらず，長期にわたる必要以上数の処方が続いている」，もしくは「複数の医療機関が同一患者に対し，同様

13

第1章　かかりつけ薬剤師・薬局機能提起の背景

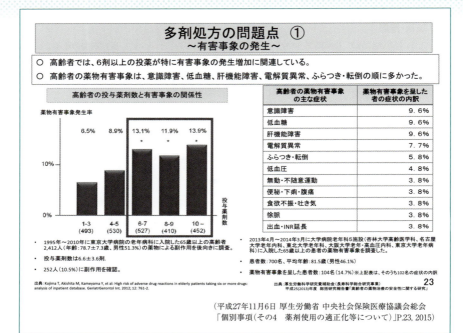

図1-11　多剤処方の問題点①

の薬を重複して処方し続けている」という状況が見え隠れする。

このような，いわゆる多剤処方が発生している状況においては，同資料P.23（図1-11）・P.24（図1-12）のような高齢者における「有害事象」や「不適切な服用による薬剤治療機会の喪失」，さらにはP.42（図1-13）のような「患者による自己判断服用」をさらに引き起こしかねない。

つまり，多剤投与や残薬の発生は，「貴重な医療資源を浪費し，国民医療費を増大させるに留まらず，結果として薬剤の適正な使用を妨げ，患者に自己判断服用等による有害事象を引き起こす恐れがある」ということである。

そして，これに対し，かかりつけ薬剤師・薬局機能が適正に発揮されれば，患者が受け取るすべての医薬品を1人のかかりつけ薬剤師が一元的・継続的に管理することができる。つまり，「今ある余剰な医薬品は整理・削減され，今後飲み残しの可能性がある医薬品については，処方元（医療機関）への変更等を通じ，飲み

1 かかりつけ薬剤師指導料等誕生 2016年度調剤報酬改定の経緯

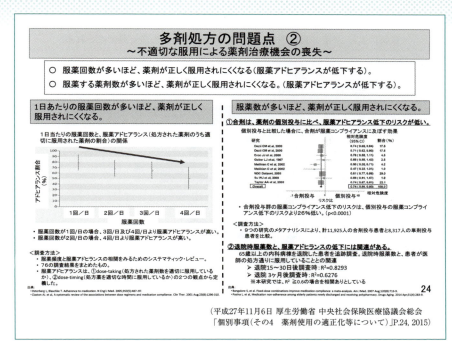

図1-12 多剤処方の問題点②

残しがないように改善が図られる」と期待されているのである。

また，後発医薬品の使用促進についても，かかりつけ薬剤師のみに求められたものではないが，薬剤師・薬局全体へ求められた医療費適正化策の1つとして期待されている。

これらのような背景から，かかりつけ薬剤師・薬局機能においては，足元で上昇し続ける薬剤料を中心とした「医療費適正化」への貢献や，前述までのような「重複投薬・相互作用の防止」，「残薬の解消」，「後発医薬品の使用促進」等の機能の発揮が求められている。

15

第1章 かかりつけ薬剤師・薬局機能提起の背景

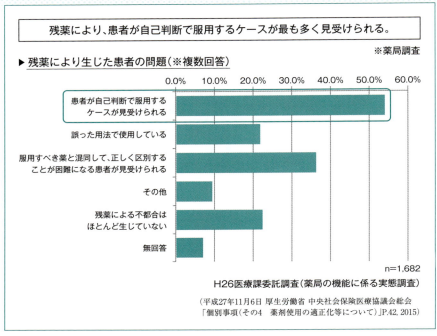

図1-13 残薬発生による問題等

▶▶▶ ④ 地域包括ケアにおけるかかりつけ医・かかりつけ歯科医との連携強化へ

さて、これまではかかりつけ薬剤師・薬局機能が求められた背景を、患者のメリットや医療費適正化等の視点からいくつか述べてきた。しかしながら、これらサービスを推進するうえで「かかりつけ医・かかりつけ歯科医」との連携強化を忘れてはいけない。特に「かかりつけ医」の評価については、「かかりつけ薬剤師指導料・かかりつけ薬剤師包括管理料」が示された2016年度の2年前となる2014年度診療報酬改定において、「地域包括診療料」、「地域包括診療加算」として、一足早く示されている。これは許可病床数が200床未満や在宅療養支援診療所等を始めとする種々の基準に適合している医療機関に限るが、「高血圧症」、「脂質異常症」、「糖尿病」、「認知症」等のうち、2疾患以上をもつ患者へ同意を得て、継続的かつ全人的な医療を行うことについて評価したものである。これらの役割として、例

えば，医師による"計画的な医学管理のもとでの療養上必要な指導及び診療"，"患者が受診しているすべての医療機関の把握と，処方されたすべての医薬品の管理"，"（院外処方の場合）調剤について24時間対応できる体制を整えている薬局との連携"等がある。

　これらのような機能をもった「かかりつけ医」の整備は，日常生活圏域ごとで構築が求められている地域包括ケアシステムにおいて，地域住民のファーストアクセスの場として重要な役割が期待されている。

　保険薬局の話へ戻すが，かかりつけ薬剤師・薬局機能に関する2つの算定項目のうち，高い点数となる「かかりつけ薬剤師包括管理料」の算定は，上述の「地域包括診療料」もしくは「地域包括診療加算」の対象患者に限定されている。つまり，地域住民の継続的かつ全人的な医療を行う「かかりつけ医」のすぐ隣に，継続的かつ一元的な服薬管理を行う「かかりつけ薬剤師・薬局」が位置づけられている。

　考えてみると，確かに継続的な医学管理を行う，かかりつけ医との連携なしに，かかりつけ薬剤師・薬局が「医薬品の余剰投与・重複投薬」や「残薬の発生」の防止，さらには「在宅訪問薬剤管理」を推進できる状況は限られている。これは，制限が存在するといった診療報酬や医療制度上での話だけではなく，容態や生活環境等の幅広い患者情報を知り，継続的な治療方針を定めることができる「かかりつけ医」と連携するからこそ，服薬管理を支えるコメディカルとしてかかりつけ薬剤師・薬局機能や能力が真の意味で発揮できる。もちろん「診察・診断」はかかりつけ医の領域であるものの，かかりつけ薬剤師・薬局へは示された治療・処方方針に則り，患者の服薬状況を継続的・一元的に管理し，方針からの逸脱等が見受けられた場合にはさまざまに「判断」することが求められる。

　そして，この「判断」は日頃からかかりつけ医との関係性向上や連携を強化しておかなければ，誤った判断を下しかねない。平たく言えば，「かかりつけ薬剤師・薬局は，日頃よりかかりつけ医と疾患ごと，年齢ごと，患者層等の治療・処方方針（つまりは基準）を共有しておかなければ，発生した事象が有事であるのか，そうでないのか。また，迅速にかかりつけ医に相談すべきなのか，そうでないのか。などの判断が困難となる」と考えられる。このような意味では，当連携は「（医師より）指示を受ける」というだけではなく，「医師に正しい指示を出してもらえるよう，薬剤師・薬局が収集できる情報を積極的に伝達していくこと」を含んでいる。

　これらのように真に患者本位を考えた場合，かかりつけ医とかかりつけ薬剤師・

第1章　かかりつけ薬剤師・薬局機能提起の背景

薬局の連携強化は足元から進めるべき課題であり，「どちらかから」という順番は二の次である。患者から今後の服薬管理のパートナーとして同意を得たかかりつけ薬剤師においては，全方位への情報発信が欠かせない。

▶▶▶ ⑤「患者本位の医薬分業の実現」に向けて

　さて，これまでのかかりつけ薬剤師・薬局機能提起の背景をまとめると，要するに規制改革会議の視点からは「従来通りの医薬分業では，そのコストに見合ったメリットが感じられにくい」との苦言が呈され，さらに医療費の視点からは「今後の医薬分業は，かかりつけ機能を通して患者の薬物療法の有効性・安全性を確保するとともに，医療保険財政の効率化等へも貢献する必要がある」と，従来の医薬分業に対する大きな問題提起がなされている状況にある。また，地域包括ケアシステム内において，真に患者本位の医療サービスを提供するためには「かかりつけ医やかかりつけ歯科医との連携強化が必須」という状況にある。

　2015年5月22日には，この問題提起に対し，当時の塩崎厚生労働大臣からは，医薬分業の原点に立ち返って本来の患者本位の医薬分業を実現してゆくため，かかりつけ薬局機能の明確化と調剤報酬等の抜本的見直しを推進する旨の記者会見が行われた。同時に「言ってみれば病院前の景色を変える」との病院周辺の保険薬局（いわゆる門前薬局）のあり方を問う言及も行われ，業界内に大きな波紋を呼ぶ事態となった。これに呼応するように，同年10月23日には，患者本位の医薬分業の実現に向けた具体的ビジョンである「患者のための薬局ビジョン～「門前」から「かかりつけ」，そして「地域」へ～」が厚生労働省より発表され，全国すべての保険薬局が目指すべき将来の薬局像が示された。

　これからの保険薬局業界は，足元の調剤業務の内容をもう一度見つめ直し，患者本位のサービス，または患者に選ばれるためのサービスを創出・実践しなければならない時代を迎えている。そして，これらに対応できなければ，今後の調剤報酬改定は薬局経営を維持するための基礎的報酬さえも引き下げられることを覚悟しなければならない。

　つまり，今後の薬局業界においては，足元の保険薬局サービスの「質」を高め，地域内における各医療機関との連携を強化しなければ生き残れない。そして，そのためにはまず薬局経営者・経営陣自身が迫りくる危機を深く認識し，全社組織に丁寧に発信し，「質」を高めるための課題と目標を設定し着実な実行を促さなけ

ればならない。何度も言うが，これまでの薬局経営のような処方箋を応需さえすれば，継続して薬局経営ができていた時代はとうに終わっている。今後は，患者が望む医療に対し，どれだけ実直に対応・サポートできるのかこそが，安定的な薬局経営の基礎となり，かかりつけ医といかに連携しながら，地域での差別化を創出できるかが薬局経営の戦略となるのである。このようにして，2016 年 4 月にかかりつけ薬剤師・薬局機能を発揮するための調剤報酬としてかかりつけ薬剤師指導料・かかりつけ薬剤師包括管理料が誕生した。

第1章 かかりつけ薬剤師・薬局機能提起の背景

2 患者のための薬局ビジョンとその実現のためのアクションプランの検討

▶▶▶ ① 患者のための薬局ビジョン
　　　～「門前」から「かかりつけ」，そして「地域」へ～

　2015年10月23日，全国の保険薬局が2025年までに目指すべき姿を示した「患者のための薬局ビジョン～「門前」から「かかりつけ」，そして地域へ～」が厚生労働省より公開された。

　これには，これまでの日本の保険薬局業界が歩んできた医薬分業に対する行政からの一定の評価とともに，当業界が今後患者本位の医薬分業を目指していく際

医薬分業に対する厚生労働省の基本的な考え方

○薬局の薬剤師が専門性を発揮して、ICTも活用し、患者の服薬情報の一元的・継続的な把握と薬学的管理・指導を実施。
○これにより、多剤・重複投薬の防止や残薬解消なども可能となり、患者の薬物療法の安全性・有効性が向上するほか、医療費の適正化にもつながる。

今後の薬局の在り方（イメージ）

現状	今後
多くの患者が門前薬局で薬を受け取っている。	患者はどの医療機関を受診しても、身近なところにあるかかりつけ薬局に行く。

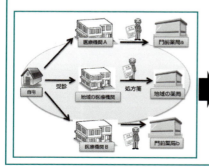 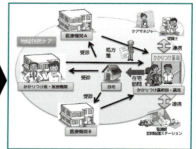

（平成27年10月23日 厚生労働省資料「患者のための薬局ビジョン 概要」P.1, 2015）

図1-14　今後の薬局の在り方のイメージ

2 患者のための薬局ビジョンとその実現のためのアクションプランの検討

の具体的な将来像が示されている。図1-14は，その将来の医薬分業に対する厚生労働省の基本的な考え方である。この図によれば，まず将来の医薬分業は2025年の地域包括ケアシステムにおいて地域で暮らす患者のために実現が目指されている。団塊の世代が後期高齢者（75歳以上）となる2025年において，重度な要介護状態となっても住み慣れた地域で自分らしい暮らしを人生の最後まで続けることができるよう，住まい・医療・介護・予防・生活支援が一体的に提供される地域包括ケアシステムが前提とされているのだ。なお前述のとおり，地域包括ケアシステムは，全国において各々の日常生活圏域を社会サービス提供の圏内として運用がなされる。

そして，この前提のもと，将来の医薬分業における薬局の在り方は，1974年頃に掲げられたような単純な「院内処方から門前薬局（院外処方）への移行」の姿ではなく，地域包括ケアという新たな社会保障のコンセプトのなかで「患者はどこの医療機関を受診しても身近なかかりつけ薬局へアクセスできる」といった姿が描かれている。また，それだけではなく現状の図においては，患者宅から見た際

患者本位の医薬分業の実現に向けて

> 地域包括ケアシステムの中で、かかりつけ薬局が服薬情報の一元的・継続的な把握や在宅での対応を含む薬学的管理・指導などの機能を果たす、地域で暮らす患者本位の医薬分業の実現に取り組む。

＜患者本位の医薬分業で実現できること＞
- 服用歴や現在服用中のすべての薬剤に関する情報等を<u>一元的・継続的に把握</u>し、次のような処方内容のチェックを受けられる
  - ✓ 複数診療科を受診した場合でも、多剤・<u>重複投薬等や相互作用が防止</u>される
  - ✓ 薬の副作用や期待される効果の継続的な確認を受けられる
- <u>在宅で療養する患者も、行き届いた薬学的管理が受けられる</u>
- 過去の服薬情報等がわかる薬剤師が相談に乗ってくれる。また、薬について不安なことが出てきた場合には、<u>いつでも電話等で相談できる</u>
- かかりつけ薬剤師からの丁寧な説明により、薬への理解が深まり、<u>飲み忘れ、飲み残しが防止される。これにより、残薬が解消される</u> など

（平成27年10月23日 厚生労働省資料「患者のための薬局ビジョン 概要」P.4, 2015）

図1-15　患者本位の医薬分業で実現できること

には複数の医療機関が窓口として存在し，その先に門前薬局があるようなイメージであるが，今後の図は患者宅を取り囲むよう医療機関，かかりつけ医，かかりつけ薬剤師・薬局，ケアマネジャー，栄養士，看護師，訪問看護ステーション等が配置されている。加えて，高齢化の進展を踏まえ，かかりつけ薬剤師・薬局から患者宅へは「在宅訪問」の矢印が患者宅へ伸びている。つまり，今後の医薬分業は患者宅を中心に置きつつ，医療機関・薬局を始めとする多職種との連携において初めて成り立つものと捉えることができる。また，この今後の医薬分業において，かかりつけ薬剤師・薬局が患者へもたらすメリットとして，「専門性の発揮やICTの活用を含めた患者の服薬情報の一元的・継続的管理・指導を実施し，多剤・重複投薬の防止や残薬解消を可能とする。これにより患者の薬物療法の安全性・有効性を向上させること」が謳われている。これが結果として「余剰な医薬品の処方を減少させ，医療費の適正化」へつながるとされている。

前頁の図1-15は，将来の患者本位の医薬分業によって実現できることを厚

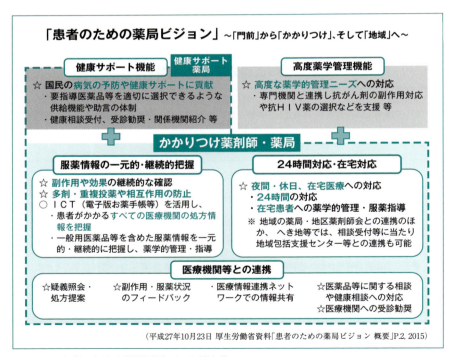

図1-16　患者のための薬局ビジョンの将来像

生労働省がまとめたものである。「服薬中等のすべての薬剤に関する情報等の一元的・継続的な把握」による「多剤・重複投薬等や相互作用の防止」や「患者による副作用や効果の継続的な確認」を始めとし，「在宅療養患者へ対する行き届いた薬学的管理」や「過去の服薬情報が分かる薬剤師による健康相談」，「薬剤の不安に対する電話相談」が並ぶ。また，これらの結果として「飲み忘れ・飲み残しの防止と残薬解消」が実現できる旨が表されている。

続いて，これらの患者本位の医薬分業に向けて，保険薬局に発揮が求められるさまざまな機能を体系的にイメージ化した公開資料が図1-16である。この図においては，先ほどまでの「かかりつけ薬剤師・薬局機能」は，建屋でいういわゆる1階部分に相当する。

この1階部分は，全国58,326件（2015年度末現在）のすべての保険薬局が保持すべき機能として求められており，具体的には，①服薬情報の一元的・継続的把握，②24時間対応・在宅対応，③医療機関等との連携の3点があげられている。また，2階部分に相当する機能として「健康サポート機能」ならびに「高度薬学管理機能」が期待されている。ただし，この2階部分の2機能は，前提として「かかりつけ薬剤師・薬局機能」を果たしたうえで，患者のニーズに応じて強化・充実すべき上乗せ部分である。

▶▶▶ ② かかりつけ薬剤師・薬局がもつ3つの機能

さて，ここからはこの1階部分である「かかりつけ薬剤師・薬局（機能）」についてさらに掘り下げていきたい。図1-17は当薬局ビジョン本文からの抜粋である。

まず，かかりつけ薬剤師・薬局へは大きく3つの機能が求められている。①服薬情報の一元的・継続的な把握とそれに基づく薬学的管理・指導，②24時間対応・在宅対応，③かかりつけ医を始めとした医療機関等との連携強化である。

---

①服薬情報の一元的・継続的な把握とそれに基づく薬学的管理
②24時間対応・在宅対応
③かかりつけ医を始めとした医療機関等との連携強化

（平成27年10月23日 厚生労働省資料「患者のための薬局ビジョン～「門前」から「かかりつけ」，
そして地域へ～」P.11~14, 2015）

図1-17　かかりつけ薬剤師・薬局がもつべき3つの機能

第1章　かかりつけ薬剤師・薬局機能提起の背景

①服薬情報の一元的・継続的な把握とそれに基づく薬学的管理・指導においては，患者が副作用等の継続的な確認を受けることができたり，多剤・重複投薬や相互作用が防止されるようにするため，かかりつけ薬剤師・薬局は服薬情報を一元的・継続的に把握し，これに基づき適切な薬学的管理や指導を実施することが非常に重要であるとされている。さらに患者への服薬情報の具体的な把握に関し，その手法としては主治医との連携，患者に対する丁寧なインタビュー，患者に発行されたお薬手帳の内容の把握等を通じ，把握する内容としては患者がかかっているすべての医療機関を把握するように求められている。その際，患者に対してはお薬手帳の意義・役割を説明し，その活用を促すとともに，一人の患者が複数のお薬手帳を所持している場合には，お薬手帳の一冊化・集約化に努めることを忘れてはならない。また，医療用医薬品のみならず，要指導医薬品等を含めた把握と，薬歴への記録を含めて取り組むことが不可欠とされている。

加えて，そもそものかかりつけ薬剤師・薬局制度自体の啓発のため，かかりつけ薬剤師・薬局を選んでいない患者に対しては，その意義・役割や適切な選び方を説明し，当該薬剤師を適切に選択できるよう促す取り組みが重要であるとされている。また，自店舗がかかりつけ薬剤師・薬局に選定されていない場合においても，本来のかかりつけ薬剤師・薬局における服薬情報の一元的・継続的把握等が可能となるよう，適切に協力することが望まれる。

要するに，かかりつけ薬剤師・薬局に求められる第一の機能は，服薬情報の一元的・継続的な把握による「**多剤・重複投薬や相互作用の防止**」である。そして，これを果たすために重要な役割を担うのが「要指導医薬品を含むお薬手帳の把握と，適切な指導に向けた薬歴への記録」とされている。

②24時間対応・在宅対応においては，2025年に構築が目指される地域包括ケアシステムのなかで，かかりつけ薬剤師は薬局の開局時間内に限らず薬物療法に関する相談の応需や，場合によっては調剤や在宅対応を求められることが想定されている。かかりつけ薬局には夜間・休日を含め，電話相談や調剤等の必要な対応（24時間対応）を行う体制を確保することが求められる。

「24時間対応」については，まず，いずれかの医療機関を受診した場合においても，患者が薬をスムーズに受け取れるよう，少なくとも地域に所在する医療機関全体の診療時間に合わせて薬局が開局していることが必要とされる。原則として平日の開局日には連続して開局（午前8時から午後7時までの時間帯に8時間

以上）するほか，地域の医療機関全体の診療時間やその薬局の機能に応じて開局時間を設定することが望ましい。

また夜間・休日においても，子どもをもつ親や，妊娠中・授乳中の女性などを中心として，薬の副作用や飲み間違い，服用のタイミング等に関する電話相談のニーズは多く存在する。これに際しては，開局時間外にも随時電話相談を行えるよう，かかりつけ薬剤師（かかりつけ薬剤師が対応できない時間帯がある場合にはかかりつけ薬剤師と適切に情報共有している薬剤師を含む。）が対応できるようにするほか，緊急時には調剤を行うことが機能として求められている。

一方，「在宅対応」については，認知症患者や医療密度の高い患者へは，在宅における薬学的管理のニーズはますます増大すると考えられる。そのため，かかりつけ薬剤師・薬局においても，服薬アドヒアランスの向上や残薬管理等の業務を始めとした在宅対応に積極的に関与していくことが必要となる。

さらにこれらの「24時間対応」や「在宅対応」について，かかりつけ薬局により単独対応が困難な場合を想定し，地域薬剤師会が主導的な役割を発揮するなどして，あらかじめ近隣の薬局との連携体制の構築や，輪番で対応する制度等を整備することが求められる。また，へき地等の近隣に他の薬局がない場合においては，地域包括支援センターや訪問看護ステーション等との連携により柔軟な対応が必要となる。

第二の機能は，地域包括ケアにおけるかかりつけ薬剤師・薬局の役割として，**「地域住民・患者からの薬物療法に関する各種相談等への随時対応と，在宅対応による患者服薬アドヒアランス向上や残薬管理等強化」**である。

③かかりつけ医を始めとした医療機関等との連携強化については，かかりつけ薬剤師は，処方医の処方箋をチェックしその内容に疑義がある場合に，処方医に対して疑義照会を行うことはもちろんのこと，必要に応じ，処方変更の提案をすることが重要視されている。そして，この提案活動がスムーズに行えるよう，かかりつけ薬局には，あらかじめ医療機関等との連携体制を備えておくことが求められる。

また，調剤後においても患者の状態を継続的に把握し，薬学的専門性の観点から服薬情報や副作用等の情報について，処方医へフィードバックすることや，飲み残しが判明した場合には残薬管理や，処方の変更等を提案することが必要である。

このほか，地域住民からの要指導医薬品等や健康食品に関する相談を含めた健

第1章　かかりつけ薬剤師・薬局機能提起の背景

康全般についての相談に対応し，必要に応じて医療機関や健診の受診勧奨を行う
ようされている。そのため，事前に地域包括支援センターや居宅介護支援事業所，
訪問看護ステーションなどとの連携体制も構築していることが重要である。

つまり，第三の機能としては，「かかりつけ医を始めとした多職種等との連携強化と，処方医への情報のフィードバック」である。前述にもあるが，薬剤師には医療機関による長期処方や高齢者患者への多剤投与，複数の医療機関からの重複投薬等の結果として「飲み残し・飲み忘れ」となる状況を改善するため，医療機関との良好な関係性構築や密な情報交換を通した，患者への適正な薬剤管理が求められている。このうえで，かかりつけ薬剤師は，特定の患者情報をより収集できる立場から，処方元への主体的な処方提案が重要とされている。また，調剤後を含め患者の状態を継続的に把握し，副作用等の情報を速やかに処方医へフィードバックすることも欠かせない。

▶▶▶ ③ 健康サポート機能と高度薬学管理機能

次に『患者のための薬局ビジョン』において，患者のニーズに応じた強化・充実が望まれる2階建て部分「健康サポート機能」，「高度薬学管理機能」にも触れておきたい。

まず，「健康サポート機能」であるが，「かかりつけ薬剤師・薬局」との関連性は深いものの，「治療」より「予防」の観点が重要視される。では，どのような機能・役割が求められているのか。図1-18は当ビジョン本文からの抜粋である。

まず，この「健康サポート機能」については，「日本再興戦略」(2013年6月14日閣議決定)において示された予防・健康管理に関する新たな仕組みである。これまで医療機関の周辺薬局は，調剤業務へ偏重するなど，要指導医薬品や衛生材料が未取扱いであるケースが多かったことから，対応策として健康情報拠点としての役割が求められた。具体的には，予防的観点において地域住民自らが自身の健康の維持・増進を目指した「セルフメディケーション」を支援するための仕組みであり，この支援機能をもった薬局が「健康サポート薬局」と呼ばれている。

健康サポート薬局の取り組み例としては，○要指導医薬品に関する相談はもちろん，○健康の維持・増進に係る相談を受けた際のかかりつけ医・関係機関との紹介・連携や，○実務経験を有する薬剤師による相談対応，○要指導医薬品・衛生材料，介護用品等の供給体制の整備などがあげられる。

患者等のニーズに応じて強化・充実すべき2つの機能

① 健康サポート機能

○今後、かかりつけ薬剤師・薬局としての機能に加えて積極的な健康サポート機能を有する薬局について、「健康サポート薬局」として住民に公表する仕組みを設けることで、薬局の積極的な取り組みを後押ししていく。

○健康サポート薬局では、具体的には、以下のような取り組みを積極的に実施することになる。

・地域住民による主体的な健康の維持・増進を積極的に支援するため、医薬品等の安全かつ適正な使用に関する助言を行う。

・健康の維持・増進に関する相談を幅広く受け付け、必要に応じ、かかりつけ医を始め適切な専門職種や関係機関に紹介する。

・地域の薬局の中で率先して地域住民の健康サポートを積極的かつ具体的に実施し、地域の薬局への情報発信、取り組み支援等を実施する。

○また、健康サポート薬局には、以下のようなソフト面・ハード面を含めた要件を満たすことが求められる。

　ア　関係機関との連携体制

・要指導医薬品等に関する相談を含め、健康の維持・増進に関する相談を受けた場合に、利用者の了解を得たうえで、かかりつけ医と連携し、受診勧奨に取り組むこと

・上記のほか、健康の維持・増進に関する相談に対し、あらかじめ連携体制を構築した関係機関への紹介に取り組むこと

　イ　人員配置・運営

・相談対応や関係機関への紹介等に関する研修を修了し、一定の実務経験を有する薬剤師が常駐していること

・平日の開局日に連続して開局していることに加え、土日どちらかにも一定時間開局していること

・地域住民の健康サポートに関して具体的な取り組みを行っていること

　ウ　医薬品等の取扱い・設備

・要指導医薬品等、衛生材料、介護用品等について、利用者自らが適切に選択できるよう供給機能や助言の体制を有していること。その際、かかりつけ医との適切な連携や受診の妨げとならないよう、適正な運営を行っていること

・薬局内にプライバシーに配慮した相談窓口を設置していること

・健康サポート機能を有する薬局である旨や健康サポートの具体的な内容を薬局内外に表示していること

（平成27年10月23日 厚生労働省資料「患者のための薬局ビジョン〜「門前」から「かかりつけ」、
そして地域へ〜」P.15〜17, 2015一部抜粋）

図1-18　健康サポート機能

第1章　かかりつけ薬剤師・薬局機能提起の背景

患者等のニーズに応じて強化・充実すべき2つの機能

②高度薬学管理機能

○〜（中略）〜かかりつけ薬剤師・薬局は、個々人のニーズ等に応じて患者が選択するものであり、がんやHIV、難病のように、治療薬について、致死的な副作用のコントロールや服薬アドヒアランス、併用薬との相互作用を含む副作用や効果の発現状況に特段の注意を払う必要がある疾患を有する患者においては、専門的な薬物療法を提供可能な体制を構築している薬局を、かかりつけ薬局として選択する場合もあると考えられる。

○こうした薬局においては、かかりつけ薬剤師・薬局の機能に加え、上記の「専門的な薬物療法を提供可能な体制」、すなわち、学会等が提供する専門薬剤師のような、高度な知識・技術と臨床経験を有する薬剤師による高度な薬学的管理ニーズへの対応を図る機能（高度薬学管理機能）を発揮することが必要となる。

○高度薬学管理機能を有する薬局においては、専門医療機関とも連携を保ちながら、医師の処方意図を正確に理解したうえで、患者に対する適切な薬学的管理を行うとともに、医療機関へ情報をフィードバックできる体制を構築するべきであり、そのためには、医療機関と共同で新たな治療薬や個別症例等に関する勉強会を定期的に開催するといった取り組みが望まれる。

(平成27年10月23日 厚生労働省資料「患者のための薬局ビジョン〜「門前」から「かかりつけ」、そして地域へ〜」P.17〜18, 2015一部抜粋)

図1-19　高度薬学管理機能

さらに健康サポート薬局は、「地域の薬局のなかで，健康サポートのリーダーシップを発揮するよう，地域の薬剤師会等を通じて，自局の取り組みを発信したり，必要に応じて，地域の薬局の取り組みを支援すること」が求められている。こういった意味では先ほどのかかりつけ薬剤師・薬局のように全国の58,000件強すべてに求められる機能ではないものの，将来の地域包括ケアシステムという日常生活圏域において，「健康」を多方面から支援できる薬局のリーダーとしてイニシアティブを獲得できると言っても過言ではないだろう。ただし，「健康サポート薬局」である旨の表記には申請が必要であり，2016年10月1日以降に各都道府県知事へ各種資料とともに届出を行い，その後の承諾によって可能となっている。

なお，「健康サポート薬局」への承諾後は，薬局機能情報提供制度（薬局が都道府県に対し，薬局の機能に関する一定の情報（規則で規定）を報告し，都道府県がインターネット等で公表する仕組み）で広く公表され，国民の目に触れるという格好となる。

2 患者のための薬局ビジョンとその実現のためのアクションプランの検討

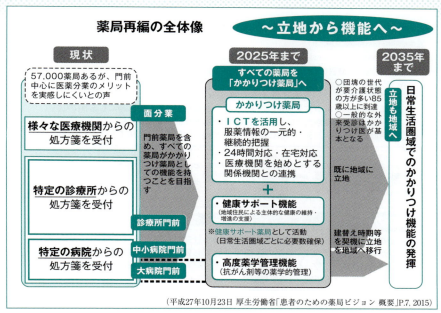

図1-20　立地から機能へ

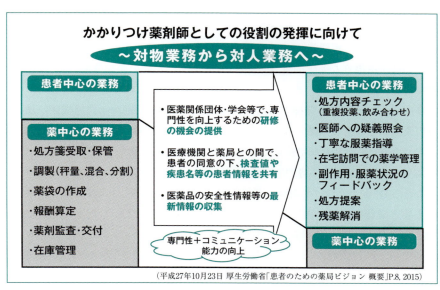

図1-21　対物業務から対人業務へ

第1章　かかりつけ薬剤師・薬局機能提起の背景

ICTを活用した服薬情報の一元的・継続的把握

電子版お薬手帳の意義

- お薬手帳は、**患者の服用歴を記載し、経時的に管理**するもの。**患者自らの健康管理**に役立つほか、医師・薬剤師が確認することで、**相互作用防止や副作用回避**に資する。
- 紙のお薬手帳に比べた**電子版お薬手帳のメリット**
  ① 携帯電話やスマートフォンを活用するため、**携帯性が高く、受診時にも忘れにくい**。
  ② データの**保存容量が大きい**ため、**長期にわたる服用歴の管理**が可能。
  ③ 服用歴以外に、システム独自に運動の記録や健診履歴等健康に関する情報も管理可能。

【スマホ型】
患者が薬剤情報提供書に表示されているQRコードを撮影して取り込む

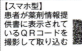

【クラウド型】
患者同意のもと、薬局から直接サーバにデータを保管

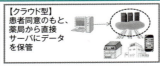

※どの薬局の情報でも記録できるよう、平成24年に保健医療福祉情報システム工業会（JAHIS）が標準データフォーマットを策定

普及のための方策　〜 バラバラから一つへ 〜

- 一つのお薬手帳で過去の服用歴を一覧できる仕組みを構築するとともに、異なるシステムが利用される下でも、**全国の医薬関係者で必要な情報が共有化**できるようにする。
- 医療情報連携ネットワークの普及で、将来、**ネットワーク上の情報の一部を患者が手帳として携行**することも想定。今後を見据え、**データフォーマットの統一化**などの整備を図る。

（平成27年10月23日 厚生労働省「患者のための薬局ビジョン 概要」P.10, 2015）

図1-22　バラバラから一つへ

　最後に、もう一つの2階部分である「高度薬学管理」についても少しばかり触れたい。「高度薬学管理機能」は、がんやHIV、難病等に罹患する患者からの「専門的な薬物療法や高度な薬学的管理ニーズ」に対応するための薬局機能として期待されている。図1-19は、当ビジョンによる本文からの抜粋である。

　高度薬学管理機能を発揮するためには、かかりつけ薬剤師・薬局機能に加え、専門薬剤師や高度な知識・技術と臨床経験を有する薬剤師等の人的資源が必要となる。このため、新たな治療薬や個別症例等に関する最新かつ定期的な勉強会の開催や学会等が提供する専門薬剤師の認定の仕組みなどの活用が求められている。

　これらの「かかりつけ薬剤師・薬局」、「健康サポート機能」、「高度薬学管理機能」の主要3機能を通し、医薬分業は患者本位に向けた新たなステージを迎える。2025年の地域包括ケアシステムの整備に向け、図のように「立地から機能へ（図1-20）」、「対物業務から対人業務へ（図1-21）」、「バラバラから一つへ（図1-22）」をキーワードとしながら、新たな医薬分業を実現していくのである。

2 患者のための薬局ビジョンとその実現のためのアクションプランの検討

▶▶▶ ④ 患者のための薬局ビジョン実現のためのアクションプラン

さて，患者のための薬局ビジョン発表から約5カ月後の2017年3月31日，厚生労働省より，みずほ情報総研へ委託した2016年度『「患者のための薬局ビジョン」実現のためのアクションプラン検討事業』について，検討委員会により報告書が公表された。当委員会では薬剤師・薬局関係の有識者から構成された委員により，薬局や患者に対するアンケート調査や自治体や地域に対するヒアリング調査の実施の旨と，さらには患者のための薬局ビジョンに対する薬局業界の進捗状況を評価するための指標（KPI）が提案されている。

図1-23 は当報告書において実施されたアンケート調査の概要であり，2016年10月末日で，薬局調査が回収件数 467 件（回収率 46.7％），患者調査が回収数 2,025 件（同 33.8％）という結果である。

これらの調査を踏まえ，厚生労働省は 2017（平成 29）年 6 月 22 日の第 2 回医薬品医療機器制度部会にて資料「かかりつけ薬剤師・薬局に係る評価指標について

- **保険薬局に対するアンケート調査**
  - ⇒ 調査対象
    全国の保険薬局から都道府県ごとに無作為抽出した 1,000薬局。
  - ⇒ 調査方法
    自記式の紙調査票を郵送で配布・回収した。
    調査時期は平成28年10月1日〜10月17日。

- **患者に対するアンケート調査**
  - ⇒ 調査対象
    調査対象とする保険薬局に送付するアンケート調査票に、患者に対するアンケート調査票を6部同封した。この患者へのアンケート調査票を薬局から手渡された患者6名（全 6,000名）を調査対象とした。
    ※調査対象とする患者は、客観性を確保する観点から、時間を区切ることによるランダムな配布方法とした。具体的には、開局後の来局者3人、13時以降の来局者3人に配布した。
  - ⇒ 調査方法
    薬局から手渡された自記式の調査票に回答し、同封する封筒に入れ、患者自らが封印した後、薬局へ提出し、薬局が事務局へ返送した。
    調査時期は平成28年10月1日〜10月17日。

(平成29年3月31日「『患者のための薬局ビジョン』実現のためのアクションプラン検討委員会報告書」P.3, 2017)

図1-23 アンケート調査の概要

②」において，各薬局が自らの業務を「見える化」してPDCAサイクルを回すための指標KPI（Key Performance Indicators：主要業績評価指標）を提案した（図1-24，図1-25）。

その具体的なKPI案としては，①服薬情報の一元的・継続的把握に関する指標としての「電子版お薬手帳又は電子薬歴システム等，ICTを導入している薬局数」，②薬学的管理・指導の取り組みに関する指標としての「**医師へ患者の服薬情報等を文書で提供した薬局数（過去1年間に平均月1回以上）**」，③在宅業務への対応

薬局機能情報提供制度の拡充とKPIの設定について（案）

※追加項目を緑字で記載（文言は今後精査），黒枠はKPI

第一　管理、運営、サービス等に関する事項
一　基本情報
（略）
第二　提供サービスや地域連携体制に関する事項
一　業務内容、提供サービス
（1）認定薬剤師（中立的かつ公共性のある団体により認定され、又はそれらと同等の制度に基づいて認定された薬剤師をいう。）の種類及び人数
（2）地域ごとの地域包括ケアシステムに関する内容を含む研修（健康サポート薬局研修）を修了した薬剤師の人数
（3）薬局の業務内容
（ⅰ）無菌製剤処理に係る調剤の実施の可否
（ⅱ）一包化薬に係る調剤の実施の可否
（ⅲ）麻薬に係る調剤の実施の可否
（ⅳ）浸煎じん薬及び湯薬に係る調剤の実施の可否
（ⅴ）薬局製剤実施の可否
（ⅵ）医療を受ける者の居宅等において行う調剤業務の実施の可否
（ⅶ）薬剤服用歴管理の実施の有無
　　① 患者情報の一元的・継続的把握のための電子薬歴の導入の有無
（ⅷ）薬剤情報を記載するための手帳の交付の可否
　　① 患者情報の一元的・継続的把握のための電子お薬手帳への対応の可否

（4）地域医療連携体制
（ⅰ）医療連携の有無（例：地域におけるブレアボイドの取り組み）
（ⅱ）地域医療情報連携ネットワークへの参加の有無
（ⅲ）退院時カンファレンスへの参加体制の有無
（ⅳ）医師への受診勧奨に関する情報等の提供体制の有無
（ⅴ）地域住民への啓発活動への参加の有無
二　実績、結果等に関する事項
（1）薬局の薬剤師数
（2）医療安全対策の実施
（ⅰ）医薬品の使用に係る安全な管理のための責任者の配置の有無
（ⅱ）副作用報告の実績
（ⅲ）ヒヤリ・ハット事例収集の取り組みの有無
（3）情報開示の体制
（4）症例を検討するための会議等の開催の有無
（5）処方箋を応需した者（以下この表において「患者」という。）の数
（6）在宅業務を実施した件数
（7）健康サポート薬局研修を修了した薬剤師が地域ケア会議等の地域の多職種が参加する会議に出席した回数
（8）医師へ患者の服薬情報等を提供した回数
（9）患者満足度の調査
（ⅰ）患者満足度の調査の実施の有無
（ⅱ）患者満足度の調査結果の提供の有無

（厚生労働省 平成29年6月22日 第2回医薬品医療機器制度部会
資料「かかりつけ薬剤師・薬局に係る評価指標について②」P.3, 2017）

図1-24　KPIの設定について

に関する指標としての「**在宅業務を実施した薬局数（過去1年間に平均月1回以上）**」，④医療機関等との連携に関する指標としての「**健康サポート薬局研修を修了した薬剤師が地域ケア会議等の地域の多職種と連携する会議に出席している薬局数（過去1年間に1回以上）**」，等が示された。

　それぞれのKPI案の内容として，①に関しては，服薬情報を一元的・継続的に把握するため，近年ICT化が進む「電子版お薬手帳や電子薬歴システム等」が注目されている。電子版お薬手帳が注目される理由としては，スマートフォンなどを活用することで，データ保存容量が大きく，携帯性が高く忘れにくいことがメリットとしてあげられている。また，服用歴以外にシステム独自に運動記録や健康履歴等健康に関する情報も管理可能であり，服薬情報等の一元的・継続的把握の推進ツールだけではなく，「健康の維持・増進をサポートする」ツールとしての

KPIの設定・把握（案）

○経済・財政アクション・プログラム2016（平成28年12月21日）において、「患者のための薬局ビジョン」の進捗状況を把握・評価する指標（KPI）として、『「患者のための薬局ビジョン」において示すかかりつけ薬剤師としての役割を発揮できる薬剤師を配置している薬局数』が位置づけられた。
○このKPIについては、薬局機能情報提供制度に追加する項目のうち、次の項目を毎年全国集計し、把握する。

KPI：「患者のための薬局ビジョン」に基づき設定する医薬分業の質を評価できる指標の進捗状況
KPIの定義：「患者のための薬局ビジョン」において示すかかりつけ薬剤師としての役割を発揮できる薬剤師を配置している薬局数

「患者のための薬局ビジョン」で求められている機能	評価する項目	薬局機能情報提供制度の該当項目
患者の服薬情報の一元的・継続的把握	電子版お薬手帳又は電子薬歴システム等、ICTを導入している薬局数	第二の一（3）の(vii)と(viii)
薬学的管理・指導の取り組み	医師へ患者の服薬情報等を文書で提供した薬局数（過去1年間に平均月1回）	第二の二（8）
在宅業務への対応	在宅業務を実施した薬局数（過去1年間に平均月1回以上）	第二の二（6）
医療機関等との連携	健康サポート薬局研修を修了した薬剤師が地域ケア会議等の地域の多職種と連携する会議に出席している薬局数（過去1年間に1回以上）	第二の一（2）第二の二（7）

＜参考＞経済・財政再生アクション・プログラム2016 参考資料（主要分野のKPI）

KPI	「患者のための薬局ビジョン」に基づき設定する医薬分業の質を評価できる指標の進捗状況					
KPIの定義、測定の考え方	「患者のための薬局ビジョン」において示すかかりつけ薬剤師としての役割を発揮できる薬剤師を配置している薬局数	かかりつけ薬剤師指導料及びかかりつけ薬剤師包括管理料の算定件数	重複投薬・相互作用防止に係る調剤報酬（重複投薬・相互作用防止加算・処方箋変更あり）の算定件数	各都道府県の、一人の患者が同一期間に3つ以上の医療機関から同じ成分の処方を受けている件数（見える化）	調剤報酬における在宅患者訪問薬剤管理指導料、介護報酬における居宅療養管理指導費、介護予防居宅療養管理指導費の算定件数	後発医薬品のある先発医薬品及び後発医薬品を分母とした後発医薬品の数量シェア

（厚生労働省 平成29年6月22日 第2回医薬品医療機器制度部会
資料「かかりつけ薬剤師・薬局に係る評価指標について②」P.4, 2017）

図1-25　KPIの項目設定・把握について

第1章　かかりつけ薬剤師・薬局機能提起の背景

機能も期待がされている。現在，厚生労働省においては，これらの普及に向けて，巷で利用されている各種システム仕様の標準化や，最低限必要となる機能を定め周知をしている。

　②に関しては，かかりつけ薬剤師・薬局に求められる患者服薬情報の把握ならびに情報伝達・フィードバックに関する指標として設定されたと考えられる。これまでの疑義照会のような電話連絡や口頭連絡のようにエビデンスの残りにくい方法ではなく，薬局へ目に見える形のアウトプットを求めている。いわゆる，薬物療法の安全性・有効性の向上につながる薬学的管理・指導の取り組み記録を評価しようとする動きと考えられる。つまり，これまでの調剤業務のような処方箋や医薬品等のモノから始まる「対物業務」を中心としたものではなく，患者情報の把握や薬学的管理・指導等のヒトから始まる「対人業務」へのシフトを加速させたい考えであろう。

　③に関しては，これまで在宅業務の推進を課題としながら，実際の薬局での取り組みが思いのほか進んでいない実態や，地域包括ケアシステムのように特定の圏内における住まい・医療・介護・予防・生活支援等サービス提供の足掛かりとして，まずは取り組みの実績を確保することを指標とすることが妥当とされたのであろう。

　これまでにも，2016年度の調剤報酬改定の基準調剤加算において「過去1年間に1回以上実績」が求められていたが，さらなる実施に向け「過去1年間に平均月1回以上」として検討すべきとされている。

　最後に④に関してだが，「健康サポート薬局研修修了」と「地域ケア会議等の多職種連携会議への出席」にスポットが当てられた。当該研修を修了した薬剤師がより実情を踏まえた多職種連携の場に参画することで，地域包括ケアシステムにおけるかかりつけ薬剤師・薬局による「継続的・一元的な薬剤管理機能」や，健康サポート薬局の薬剤師による「健康の維持・増進」や「疾病予防」を推進しようとする狙いがあると考えられる。

　以上のように，2015年10月23日の「患者のための薬局ビジョン」に続き，2017年3月31日には，その実現の向上までに踏み込んだ「アクションプラン」，そして同年6月22日にはKPI案が立て続けに公表された。さらに，2018年度調剤報酬改定では「服用薬剤調整支援料」が新設されたが，これは②の薬学的管理・指導の取り組みがベースとなっていることは，想像に難くない。こういった意味

で患者本位の医薬分業実現に向けた業界全体が進めるべきストーリー・計画は着実に完成しつつあるといえるだろう。

残すは2025年に向け，これらのストーリー・計画に従い，薬局業界全体，ひいては，各々の保険薬局・薬剤師が実直に行動を進め，結果として実績を残せるかどうか注目される。

第1章 かかりつけ薬剤師・薬局機能提起の背景

3 2018年度調剤報酬改定の方向性

本節では，2018年度調剤報酬改定でかかりつけ薬剤師・薬局機能がどのように位置付けられたかを見ていきたい。

▶▶▶ ① **2018年度改定の本質…**
『患者のための薬局ビジョン』推進の加速化

端的に見るならば，2018年度調剤報酬改定のポイントは「前回2016年度改定で大きく切られた舵をさらに推し進めた内容」といえるだろう。

図1-26は社会保障制度審議会で確認された『平成30年度診療報酬改定の基本方針』の概要だが，このなかの「1 地域包括ケアシステムの構築と医療機能の分

改定に当たっての基本認識

▶ 人生100年時代を見据えた社会の実現
▶ どこに住んでいても適切な医療・介護を安心して受けられる社会の実現（地域包括ケアシステムの構築）
▶ 制度の安定性・持続可能性の確保と医療・介護現場の新たな働き方の推進

改定の基本的視点と具体的方向性

1 地域包括ケアシステムの構築と医療機能の分化・強化、連携の推進	2 新しいニーズにも対応でき、安心・安全で納得できる質の高い医療の実現・充実
【具体的方向性の例】 ・地域包括ケアシステム構築のための取り組みの強化 ・かかりつけ医の機能の評価 ・かかりつけ歯科医の機能の評価 ・かかりつけ薬剤師・薬局の機能の評価 ・医療機能や患者の状態に応じた入院医療の評価 ・外来医療の機能分化、重症化予防の取り組みの推進 ・質の高い在宅医療・訪問看護の確保 ・国民の希望に応じた看取りの推進	【具体的方向性の例】 ・緩和ケアを含む質の高いがん医療の評価 ・認知症の者に対する適切な医療の評価 ・地域移行・地域生活支援の充実を含む質の高い精神医療の評価 ・難病患者に対する適切な医療の評価 ・小児医療、周産期医療、救急医療の充実 ・口腔疾患の重症化予防、口腔機能低下への対応、生活の質に配慮した歯科医療の推進 ・イノベーションを含む先進的な医療技術の適切な評価 ・ICT等の将来の医療を担う新たな技術の導入、データの収集・利活用の推進 ・アウトカムに着目した評価の推進
3 医療従事者の負担軽減、働き方改革の推進	4 効率化・適正化を通じた制度の安定性・持続可能性の向上
【具体的方向性の例】 ・チーム医療等の推進等（業務の共同化、移管等）の勤務環境の改善 ・業務の効率化・合理化 ・ICT等の将来の医療を担う新たな技術の導入（再掲） ・地域包括ケアシステム構築のための多職種連携による取り組みの強化（再掲） ・外来医療の機能分化（再掲）	【具体的方向性の例】 ・薬価制度の抜本改革の推進 ・後発医薬品の使用促進　　　　・医薬品の適正使用の推進 ・費用対効果の評価 ・効率性等に応じた薬局の評価の推進 ・医薬品、医療機器、検査等の適正な評価 ・医療機能や患者の状態に応じた入院医療の評価（再掲） ・外来医療の機能分化、重症化予防の取り組みの推進（再掲）

（2017年12月11日 社会保障審議会 医療保険部会 資料）

図1-26　2018年度診療報酬改定の基本方針（概要）

3　2018年度調剤報酬改定の方向性

化・強化，連携の推進」の「具体的方向性の例」の項目に「かかりつけ医」，「かかりつけ歯科医」と並んで「かかりつけ薬剤師・薬局の機能の評価」が記載された。この項では「患者に対する薬物療法の有効性・安全性を確保するため」「服薬情報の一元的・継続的な把握とそれに基づく薬学的管理・指導が行われるよう」「かかりつけ薬剤師・薬局の評価を推進」と記され，改定の基本方針の一つとして明確に位置付けられた。

　この「基本方針」をもとに個別改定項目について中央社会保険医療協議会で議論がなされ，最終的に図1-27で示したような点数変更が決定されている。アンダーラインの項目が改定前より「点数が下がった」もしくは「条件が厳しくなった」もので，斜体項目は改定前より「点数が上がった」もしくは「要件が緩和された」ものである。これを見ていくと，「調剤基本料」及びその加算項目や調剤料といったほぼすべての処方箋に関わる点数についてマイナスが多く，プラスとなっているのは新設された「地域支援体制加算」と「患者等に対して行うべきサービスを実践して初めて算定できる」薬学管理料の項目となっている。これらのことを念頭におくと2018年度改定の特徴として次のようなことが見えてくる。

(1)「『門前』から『かかりつけ』，そして『地域』へ」の促進

　基本方針の「4. 効率化・適正化を通じた制度の安定性・持続可能性の向上」の内訳項目には「効率性等に応じた薬局の評価の推進」があり，そこには「いわゆる門前薬局・同一敷地内薬局の評価の適正化」(図1-28)が記され，その結果として「大型チェーン」，「大型門前薬局」，「敷地内薬局」に該当する薬局は基本料1以外になるという要件になった。具体的には，●「大型チェーン」として従来の「月4万回超の処方箋受付」に加え「月40万回超の処方箋受付」グループに厳しい要件を設定，●従来の集中率90％超対象を85％超に，●「大型門前薬局」を月4000回超の回数の薬局としており，その計算に際し「同一建物内の医療機関の受付回数を合算」，「近郊グループ店舗分を合計する」といった要件を追加，●いわゆる「敷地内薬局」として病院と不動産取引等特別な関係＆集中率95％超の薬局にも厳しい要件を設定し，基本料1の算定ハードルを上げている。「かゆいところ」ならぬ「痛いところに手が届く」内容といえ，「門前」から「かかりつけ」を推進する意図がみえてきそうだ。

　一方，「基準調剤加算」が廃止され，「地域包括ケアシステムのなかで地域医療に

第1章　かかりつけ薬剤師・薬局機能提起の背景

●調剤基本料

・基本料1	41点	⇒		41点	横ばい	ただし要件変更	▲
基本料2	25点	⇒		25点	横ばい	ただし要件変更	▲
基本料3	20点　イ・ロに分離	⇒	イ	20点	横ばい	ただし要件変更	▲
			ロ	15点			▲
特別調剤基本料	15点	⇒		10点			

※基本料2　月2000回超　集中率85％超（従来90％）
　　　　　　特定医療機関月4000回超
　　　　　　　※同一建物内医療機関合算、同一グループの同一医療機関分含む
　　　基本料3イ　月　4万回超40万回以下　集中率85％超
　　　　　　　ロ　月40万回超　集中率　85％超
　　　特別調剤基本料　　病院と不動産取引等その他特別な関係　集中率　95％超

未妥結減算に係る報告強化　　対象拡大　単品単価契約率及び一律値引き契約報告				▲
特例除外廃止				▲

・基準調剤加算廃止	32	⇒	0点	▲
・*地域支援体制加算　新設*	*0点*	⇒	*35点*	*+*

・後発医薬品調剤体制加算	65％～75％	18点 ⇒	0点	▲
	75％～80％	22点 ⇒	18点	▲
	80％～85％	22点 ⇒	22点	－
	85％以上	*22点 ⇒*	*26点*	*+*
	20％以下（※600回超）	0点 ⇒	－2点	▲

※減算分は、平成30年9月30日までの間は適用しない

●調剤料

・内服薬の調剤料の評価を見直し

15日分以上21日分以下	70点	⇒	67点	▲
22日分以上30日分以下	80点	⇒	78点	▲
31日分以上	87点	⇒	86点	▲
・*無菌製剤処理加算*	*65点、75点又は65点*	*⇒*	*67点、　77点又は 67点*	*+*
※*6歳未満の乳幼児*	*130点、140点又は130点*	*⇒*	*135点、145点又は135点*	*+*

●薬学管理料

・*薬剤服用歴管理指導料　6カ月以内持参*	*38点*	*⇒*	*6カ月以内再度持参*	*41点*	*+*
それ以外	*50点*	*⇒*		*53点*	*+*
※6カ月以内再度処方箋持参患者のうち手帳持参　5割以下（来年3／31迄猶予）　13点					▲
・*かかりつけ薬剤師指導料*	*70点*	*⇒*	*73点*		*+*
包括管理料	*270点*	*⇒*	*280点*		*+*
・*乳幼児服薬指導加算*	*10点*	*⇒*	*12点*		*+*
・*服用薬剤調整支援料　新設*			*125点*		*+*
・*重複投薬・相互作用等防止加算*	*30点*	*⇒*	*1.40点（残薬調整以外）*		*+*
			2.30点（残薬調整）		*－*
・*服薬情報等提供料*	*20点*	*⇒*	*1.30点（医療機関の求め）*		*+*
			2.20点（患者等・薬剤師）		*－*

・在宅患者訪問薬剤管理指導料
　　　単一建物診療患者の人数に応じた評価　650点、300点

⇒　単一650点、*2～9人320点*、10人以上290点				－＋▲
・*(在宅)乳幼児加算*		*100点*		*+*

図1-27　改定点数の概要

3　2018年度調剤報酬改定の方向性

```
    <超大型チェーン>…月あたり処方箋40万回超のグループ
    <大型チェーン>…月あたり処方箋4万回超40万回以下のグループ
      ・集中率　85％超
      ・特定の医療機関と不動産取引等

    <大型門前>…すべての薬局対象
      ・月4000回超＆集中率70％超
      ・月2000回超＆集中率85％超
      ・特定医療機関月4000回超
      ※薬局と同一建物内の医療機関は合算、近郊グループ店舗分合計

    <敷地内薬局>
      ・病院と不動産取引等特別な関係＆集中率95％超
      ※「医療資源の少ない地域」の場合特例あり
```

図1-28　基本料1以外になる薬局…「門前」から「かかりつけ」へ

貢献する薬局」について「地域支援の実績等を踏まえた評価」をするとして「地域支援体制加算」が新設された。これまでの「基準調剤加算」は基本料1でないと算定できないものであったのに対し，新設された「地域支援体制加算」では基本料1ではない薬局でも算定できる点数だ。しかしながら，基本料1対象の薬局とそれ以外とでは要件が大きく違い，それ以外の薬局が算定するにはかなり困難な実績要件を設定している。ある意味この実績要件が「地域医療への貢献」の指標ともいえ，今後どのように変遷していくか注目していきたい。

　こうしてみると，加算も含めた基本料部分の改定は，「『門前』から『かかりつけ』，そして『地域』へ」という『患者のための薬局ビジョン』のサブタイトルそのものを進める内容といえる。

(2) 対物業務から対人業務へ

　調剤料や薬学管理料の内容も，『患者のための薬局ビジョン』を推進する流れに沿っている。いわゆる「対物業務」の点数である調剤料が前回改定に引き続き引き下げられているが，これは規制改革会議や財政制度審議会及び経済財政諮問会議などで院内処方との点数差を指摘されたことの影響も少なくないだろう。

　また，●「薬剤服用歴管理指導料」及び「かかりつけ薬剤師指導料」等の点数アッ

第1章　かかりつけ薬剤師・薬局機能提起の背景

プ，●「服用薬剤調整支援料」の新設，●「重複投薬・相互作用等防止加算」と「服薬情報提供料」の強化は，「一元的・継続的把握」，「24時間・在宅対応」，「医療機関等との連携」といった『患者のための薬局ビジョン』に記載された内容の強化と考えられる。

これらの部分は，「対物業務から対人業務」という『患者のための薬局ビジョン』のなかのキーワードを推進する内容といえるだろう。

▶▶▶ ② かかりつけ薬剤師・薬局機能の強化の方向性

(1) 地域支援体制加算の新設は「かかりつけ薬剤師・薬局機能」強化の一環!?

さらに，これらの方向性を掘り下げてみよう。今回改定の目玉の一つと考えられるのが「地域支援体制加算」の新設である。この点数は図1-29にあるように「これからの薬局には①かかりつけ薬剤師による適切な薬学管理の提供，②あらゆる処方箋に対していつでも調剤サービスを提供できる体制の整備に加え，③安

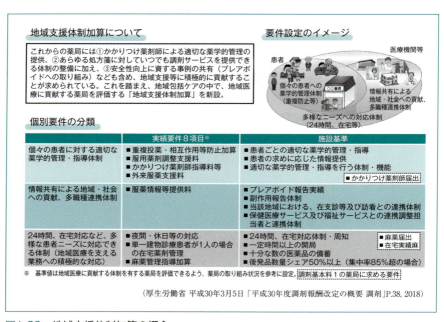

図1-29　地域支援体制加算の概念

全性向上に資する事例の共有（プレアボイドへの取り組み）なども含め，地域支援等に積極的に貢献することが求められている」として新設され，個別要件を「個々の患者に対する適切な薬学的管理・指導体制」，「情報共有による地域・社会への貢献，多職種連携体制」，「24時間，在宅対応など，多様な患者ニーズに対応できる体制（地域医療を支える業務への積極的な対応）」と分類をしている。この3分類は『患者のための薬局ビジョン』における「かかりつけ薬剤師・薬局（機能）」の3分類にほぼ対応するもので，この「地域支援体制加算」の新設自体が「かかりつけ薬剤師・薬局機能」の強化を推進する施策の一つと考えて間違いないだろう。

(2) 一元的・継続的把握の推進

「一元的・継続的把握」を進める方向でも改定内容は進められた。基本料の集中率要件のハードルが厳しくなっていったのも，一元的把握を促進する観点からと考えても差し支えないだろう（都市部と地方において医療機関の数に大きな違いがあるなか，集中率の低下を一元的管理や「かかりつけ」促進の指標として使うことに異論は多く，地域差は大きいとみられる。しかしながら，他に客観的にみる指標が見当たらないため，当面は集中率が使われていくことが予想される）。

また，「薬剤服用歴管理指導料」の薬歴記載事項の要件に「今後の継続的な薬学的管理及び指導の留意点」の項目が追加されたことや「薬剤服用歴管理指導料の特例」として「6カ月以内に再度処方箋を持参した患者のうち，手帳を持参した患者の割合が50％以下である薬局」の点数を13点に設定したのも，「継続的把握」を促進する観点からと考えられる。2018年3月5日の厚生労働省による「平成30年度診療報酬改定説明会（調剤）」では，図1-30にある「ア〜オ」の項目を「患者の基本情報」，「カ〜コ」を「随時把握する情報」と説明したうえで，特に新しく追加された「コ」を「未来志向の視点を求める」要素として解説をしていた。このことは患者への対応を，その処方箋応需時において「一回の患者」としてみるのではなく「一生の患者」として接することを求めているといえるだろう。

もちろん「かかりつけ薬剤師指導料」，「かかりつけ薬剤師包括管理料」の充実もこれらの「一元的継続的把握」の結果として促進されるものとして期待されている。※「かかりつけ薬剤師指導料」等の要件については第2章で詳細に取り上げる。

第1章　かかりつけ薬剤師・薬局機能提起の背景

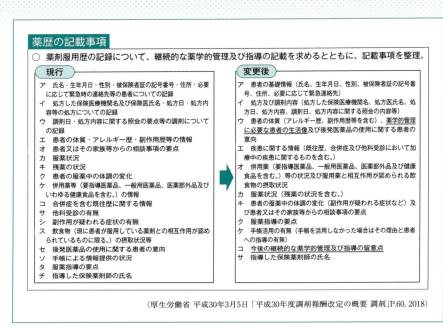

図1-30　薬剤服用歴の記載事項

(3) 24時間・在宅対応

「24時間・在宅対応」としては,「地域支援体制加算」の要件としても強化されている。「24時間調剤並びに在宅患者に対する薬学的管理及び服薬指導を行うにつき必要な体制」として従来の「基準調剤体制加算」の「地方公共団体,保険医療機関及び福祉関係者等に対して,在宅業務実施体制に係る周知」の要件が「地方公共団体,保険医療機関及び福祉関係者等に対して,24時間調剤及び在宅業務実施体制に係る周知」に変更された。これは図1-31にあるように,地域における24時間対応の薬局の有無について「なし」,「不明」とする診療所・病院が少なくなかったことからも来ているようである。一時注目された「24時間開局」の薬局の要請は薄まりつつあるようだが,「24時間調剤対応」は「地域のかかりつけ薬局」としての重要な要素として考えられている。

※そのほか在宅に関しては「単一建物診療患者の人数に応じた評価」への変更や「無菌製剤処理加算」,在宅の「乳幼児加算」のアップも実施された。

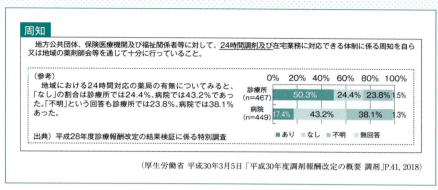

図1-31　地域支援体制加算（その他の要件）

（4）医療機関等との連携

　2018年度の改定においては医療機関等との連携に関する要件の追加や点数のアップが行われた。表1-4は「医療機関との連携が重要と考えられる点数」を一覧にしたものである。前述したように「地域支援体制加算」には「情報共有による地域・社会への貢献，多職種連携体制」に関する要件が多数あり，「地域支援」をするうえで「医療機関等との連携」が必須であることを体現している。

　新設された「服用薬剤調整支援料」に加え「重複投薬・相互作用等防止加算」，「服薬情報等提供料」やある意味「かかりつけ薬剤師指導料」，「かかりつけ薬剤師包括管理料」なども医療機関との連携が不可欠といっても過言ではない点数だ。

　先日，ある大手調剤チェーンの幹部と話をする機会があった。「『服用薬剤調整支援料』を進めるうえで（もちろん，個人情報管理の対応をしたうえでの話だが）レセプトコンピュータから対象者をリストアップして処方医と面談することを考えている」というのである。「実はある大学病院の薬剤部長に『6種類以上の薬剤を投与されている患者について減薬することを一緒に考えたい』と勉強会で提案すると『そういうことをやりたかったんだ』ととても受けが良かった」との話であった。そして，そのチェーンではそのような内容も含めたことをトレーシングレポートにまとめて，マネジャークラスがそれを持参して定期的に医療機関を訪問することにしているとのことであった。

　このことは，決して「服用薬剤調整支援料」に関してだけではなく表1-4にある点数全般に通じることだ。点数に設定されるということは，言い換えると「こ

第1章　かかりつけ薬剤師・薬局機能提起の背景

表1-4　今回見直しのあった医療機関との連携が重要と考えられる点数

項目*1	連携の求められる内容*1	患者に期待されるメリット*2
地域支援体制加算	プレアボイド報告実績	有害事象等の情報共有によりベースとしての医療体制の整備
	副作用報告体制	
	当該地域における、在支診等及び訪看との連携体制	相互の状況を知ることで、患者サービス提供の安全性・有効性を確保
	保健医療サービス及び福祉サービスとの連携調整担当者と連携体制	
後発医薬品体制加算	「後発医薬品への変更調剤を行ったとき又は一般名処方に係る処方薬について調剤を行ったときは」「保険医療機関に情報提供すること」	安全性と有効性の確保 患者負担・医療費の適正化
薬剤服用歴管理指導料	「患者に対して」「医師又は歯科医師に手帳を提示するよう指導」等	一元的・継続的把握による
重複投薬・相互作用等防止加算	「処方医に対し連絡・確認を行い」	重複投薬・相互作用のチェックにより、有害事象発現の防止や薬剤の有効性の確保 残薬調整等による患者負担・医療費の適正化
かかりつけ薬剤師指導料・包括管理料	「調剤後も患者の服薬状況の把握、指導等を行い、その内容を」「保険医に情報提供」等	包括的に一元的・継続テク把握をすることで、薬物療法の安全性と有効性の確保
服用薬剤調整支援料	「処方医に減薬の提案」等	減薬により、有害事象発現の確率の低下
服薬情報等提供料	「保険医療機関からの求めに応じ」等	患者の状況情報の共有により、有害事象の発言防止、薬剤の効果性の促進
退院時共同指導料	「原則として」「保険医療機関に赴いて」「退院後の在宅での療養上必要な薬剤に関する説明及び指導を」「保険医又は看護師等と共同して行ったうえで文章により情報提供」	患者の状況情報の共有により、有害事象の発言防止、薬剤の効果性の促進

*1　平成30年3月5日　厚生労働省「調剤報酬点数表に関する事項」より作成
*2　ネグジット総研にて作成

のようなサービスが患者等に必要だ」と行政が考えているということである。そのような内容を定期的に医療機関等と薬局が情報共有・交換を行い，患者サービスの向上を図っていくことはとても重要といえる。

(5) アウトプット（実績）・アウトカム評価の強化の道筋

2018年度改定のもう一つのポイントが，アウトプット（実績）・アウトカム評価が進められたことだ。従来のアウトプット評価要素は●「調剤基本料」の集中率，●「後発医薬品体制加算」の調剤割合くらいであった。これに●「基準調剤加算」の在宅実績，後発品の調剤割合の足切り，●「妥結率」と「かかりつけ機能に関わる基本業務」の減算等が前回改定から加えられ，そこに今回の改定では●「地域支援体制加算」の基本料1以外の薬局に課せられた実績項目，●「薬剤服用歴管理指導料の特例」いわゆる「お薬手帳減算」が追加された（表1-5）。これらが「アウトカ

3　2018年度調剤報酬改定の方向性

表1-5　アウトプット（実績数値）要素が求められる点数

調剤基本料		集中率
		後発医薬品の企画単位数量割合（減算）
		妥結率（減算）
		かかりつけ機能に関わる基本的な業務（減算）
後発医薬品体制加算		後発医薬品の規格単位数量の割合
地域支援体制加算		
	（基本料1の薬局）	在宅患者に対する薬学的管理及び指導の実績
	（それ以外の薬局）	夜間・休日等の対応実績
		麻薬指導管理加算の実績
		重複投薬・相互作用等防止加算の実績
		かかりつけ薬剤師指導料等の実績
		外来服薬支援料の実績
		服用薬剤調整支援料の実績
		単一建物患者が1人の在宅薬剤管理の実績
		服薬情報等提供料の実績
	（共通）	医療安全に資する取り組み実績の報告
		集中率85％超の薬局は後発品の調剤割合50％以上
薬剤服用歴管理指導料の特例		6カ月以内に再度処方箋を持参した患者のうち、手帳を持参した患者の割合

ム評価」とまでいわれると微妙ではあるが，従来の体制や実施項目による要件だけではなく,「アウトプット（実績）」による評価が強化されていることは間違いない。前節でも紹介したように行政においてはKPIという考え方を重視していく傾向があるので，この流れは今後も強化されていくだろう。

　以上のように見ていくと，2018年度改定の方向性は図1-32のように表すことができる。
●「門前」から「かかりつけ」，そして「地域」へ
●「対物業務から対人業務へ」
●「2025年にすべての薬局をかかりつけ薬局へ」
といった『患者のための薬局ビジョン』の強化を促進した。「かかりつけ薬剤師・薬局機能」は2018年度調剤報酬改定においても，2025年を見据えた改定の方向性の大きな一手として位置づけられたのである。

45

第1章　かかりつけ薬剤師・薬局機能提起の背景

● 大型門前・集中率の高い薬局の基本料　⇩
　地域支援体制加算の新設　　　　　　　⇧

　　　⇒　　　「門前」から「かかりつけ」、そして「地域」へ

● 調剤料の削減　　　　　　　　　　　　⇩
　かかりつけ機能の強化　　　　　　　　⇧

　　　⇒　　　「対物業務から対人業務へ」
　　　　　　　「服薬情報の一元的・継続的把握の強化」
　　　　　　　「24時間対応・在宅対応」
　　　　　　　「医療機関等との連携強化」

「薬局ビジョン」のコンセプトに基づいて2018年改定は進められた

図1-32　2018年度改定の方向性

3 2018年度調剤報酬改定の方向性

まとめ

第1章 かかりつけ薬剤師・薬局機能提起の背景

1 かかりつけ薬剤師指導料等誕生 2016年度調剤報酬改定の経緯

⇒ ● 地域で暮らす患者本位の医薬分業の実現に取り組むことが必要

● そのために『患者のための薬局ビジョン』の実現を目指す！

● その柱の一つとして「かかりつけ薬剤師・薬局」サービスが提起された！

2 患者のための薬局ビジョンとその実現のためのアクションプランの検討

⇒ ● 『患者のための薬局ビジョン』は

「かかりつけ薬剤師・薬局(機能)」

「健康サポート機能」

「高度薬学管理機能」　　　　　で構成されている。

● かかりつけ薬剤師・薬局(機能)の3要素は

服薬情報の一元的・継続的把握

24時間対応・在宅対応

医療機関等との連携

● 『患者のための薬局ビジョン』実現のためにKPIを設定

①電子版お薬手帳又は電子薬歴システム等ICTを導入している薬局数

②医師へ患者の服薬情報などを文書で提供した薬局数(過去1年間に平均月1回以上)

③在宅業務を実施した薬局数(過去1年間に平均月1回以上)

④健康サポート薬局研修を修了した薬剤師が地域ケア会議等の地域の多職種と連携する会議に出席している薬局数(過去1年間に1回以上)

3 2018年度調剤報酬改定の方向性

⇒ ● 2018年度改定は『患者のための薬局ビジョン』推進の加速化

「門前」から「かかりつけ」，そして「地域」へ

対物業務から対人業務へ　　が強化された

● かかりつけ薬剤師・薬局機能を強化

地域支援体制加算はかかりつけ薬剤師・薬局機能強化の一環

一元的・継続的把握，24時間対応・在宅対応，医療機関等との連携はそれぞれ強化された

アウトプット(実績)評価は今後も強化の方向性

第2章

かかりつけ薬剤師・薬局機能の本質とは？

第2章 かかりつけ薬剤師・薬局機能の本質とは？

1 かかりつけ薬剤師・薬局機能の要件

　前章では，かかりつけ薬剤師・薬局機能の強化が提起された経緯を確認したが，本章では求められている内容の本質についての理解を深めていきたい。

▶▶▶ ① かかりつけ薬剤師指導料要件の構造

　まずはじめに，「かかりつけ薬剤師指導料・包括管理料」の行政上の要件を確認しておく。図2-1〜2-3は，「かかりつけ薬剤師指導料」算定の要件について，厚生労働省が2018年3月5日に発行した『調剤報酬点数表に関する事項』，『特掲診療料の施設基準等及びその届出に関する手続きの取り扱いについて』から関連する箇所を抽出したものである。アンダーラインを引かれたものが2018年度改定時に追加された箇所で，一重線で消されているのはその際に削除された部分となっており，他は設定時の2016年度改定から記述されているものだ。

※「かかりつけ薬剤師包括管理料」は，「かかりつけ薬剤師指導料」の要件に加え，対象を医科の点数である「地域包括診療加算若しくは認知症地域包括診療加算又は地域包括診療料若しくは認知症包括診療加算を算定している患者」，「患者の服薬状況等については，薬学的知見に基づき随時把握し，保険医に対して，その都度情報提供するとともに，必要に応じて処方提案する」の三点が求められている。「かかりつけ薬剤師指導料」との一番大きな違いが「対象患者としての条件」ということであり，患者に提供するサービス内容等は「かかりつけ薬剤師指導料」とおおよそ同じといえる。したがって，本章での説明では両方の点数を区別せず記述していく。

　「かかりつけ薬剤師」となるための要件としては，図2-1にあるように「保険薬剤師としての3年以上の薬局勤務経験」，「当該薬局に週32時間以上勤務（※2018年度改定で育児休業・介護休業時等の場合の例外要件が設定された）」，「当該保険薬局に1年以上在籍（2018年度改定時に6カ月から1年に）」「薬剤師認定認証機構が認証している・・・研修認定」，「医療に関わる地域活動の取り組みに参画している」と明記されている。店舗の在籍期間や勤務時間については2018年度改定

に向けて議論があったものの，在籍期間は 6 カ月から 1 年に延長された。勤務時間については，育児休業・開業休業等の対象者であれば●「同意取得にあたり，勤務時間が通常より短いことを説明」，●「患者に渡す勤務表には」，「短時間勤務となっている旨を記載」，●「当該保険薬局に勤務する他の保険薬剤師と当該患者についての情報を共有し」，「不在時に患者から問い合わせがあった場合等に」，「円滑に対応できる体制を整える」とした条件を満たせば，「週24時間以上週 4 日以上」の勤務でもかかりつけ薬剤師の対象になれるということに短縮された。

図2-2に抽出したものは，「かかりつけ薬剤師指導料」を算定するうえで，原則ともいうべきことを前提としてサービス提供の事前に実施することを示した項目である。患者からの同意を得るうえでは，「薬剤師本人が」，「かかりつけ薬剤師の業務内容」，「かかりつけ薬剤師を持つことの意義・役割等」，「かかりつけ薬剤師指導料の費用」，「当該患者がかかりつけ薬剤師を必要とすると判断した理由」を説明し，「かかりつけ薬剤師に関する情報を文書により提供」したうえで，図2-4の様式を参考に作成した同意書に署名を得ることが必要だ。特にこの同意書の様式は2018 年度に改定されており，「当該患者がかかりつけ薬剤師を必要とすると判断した理由」が従来の要件から新しく追加され，具体的には同意書の様式例のなか

かかりつけ薬剤師の要件

第 ~~95~~ 98　かかりつけ薬剤師指導料及びかかりつけ薬剤師包括管理料

1　かかりつけ薬剤師指導料及びかかりつけ薬剤師包括管理料に関する施設基準

以下の要件を全て満たす保険薬剤師が配置されていること。

（1）　以下に掲げる勤務経験等を有していること。

ア　施設基準の届出時点において、保険薬剤師として 3 年以上の薬局勤務経験がある。

イ　当該保険薬局に週 32 時間以上（32 時間以上勤務する他の保険薬剤師を届け出た保険薬局において、保険薬剤師について育児休業、介護休業等育児又は家族介護を行う労働者の福祉に関する法律第 23 条第 1 項、同条第 3 項又は同法第 24 条の規定による措置が講じられ、当該労働者の所定労働時間が短縮された場合にあっては週 24 時間以上かつ週 4 日以上である場合を含む。）勤務している。

ウ　施設基準の届出時点において、当該保険薬局に ~~6~~ 1 ~~月~~年以上在籍している。

（2）　薬剤師認定制度認証機構が認証している研修認定制度等の研修認定を取得していること。

（3）　医療に係る地域活動の取組に参画していること。

（平成30年3月5日　厚生労働省「特掲診療料の施設基準等及びその届出に関する手続きの取り扱いについて」P.245, 2018）

図2-1　かかりつけ薬剤師指導料の要件①

第2章　かかりつけ薬剤師・薬局機能の本質とは？

で「薬学的観点から必要とした理由」の明記と「かかりつけ薬剤師に対して希望することと」の確認を求めている。また，2018年度改定から「同意取得は，当該薬局に複数回来局している患者に行うこと」とされ，このサービスは継続的に行うことが前提であることをさらに強調した。これらのことは2017年3月29日の中央

原則・前提

区分13の2　かかりつけ薬剤師指導料
（1）　かかりつけ薬剤師指導料は、患者が選択した保険薬剤師（以下「かかりつけ薬剤師」という。）が、保険医と連携して患者の服薬状況を一元的・継続的に把握した上で患者に対して服薬指導等を行った場合に算定できる。
（2）　算定に当たっては、当該指導料を算定しようとする薬剤師が本人が次に掲げる全ての事項を説明した上で、患者に対し、別紙様式2を参考に作成した同意書に、かかりつけ薬剤師に希望する事項及び署名の記載を求め、同意を得る。また、かかりつけ薬剤師に関する情報を文書により提供する。必要な記入を行った同意書は、当該保険薬局において保管し、当該患者の薬剤服用歴の記録にその旨を記載する。患者に対して
ア　かかりつけ薬剤師の業務内容、
イ　かかりつけ薬剤師を持つことの意義、役割等について、
ウ　かかりつけ薬剤師指導料の費用も含めて説明した上で、患者の同意を得ることとし、患者の同意を得た後の次回の処方せん受付時以降に算定できる。
エ　当該指導料を算定しようとする薬剤師が、当該患者がかかりつけ薬剤師を必要とすると判断した理由
（3）　同意取得は、当該薬局に複数回来局している患者に行うこととし、患者の同意を得た後、次回の処方箋受付時以降に算定できる。患者の同意については、当該患者の署名付きの同意書を作成した上で保管し、当該患者の薬剤服用歴の記録にその旨を記載する。なお、1人の患者に対して、1か所の保険薬局における1人の保険薬剤師のみについてかかりつけ薬剤師指導料を算定できるものであり、同一月内は同一の保険薬剤師について算定すること。
（4）　他の保険薬局及び保険医療機関おいても、かかりつけ薬剤師の情報を確認できるよう、患者が保有する手帳等にかかりつけ薬剤師の氏名、勤務先の保険薬局の名称及び連絡先を記載する。
（5）　患者に対する服薬指導等の業務はかかりつけ薬剤師が行うことを原則とする。ただし、やむを得ない事由により、かかりつけ薬剤師が業務を行えない場合は、当該保険薬局に勤務する他の保険薬剤師が服薬指導等を行っても差し支えないが、かかりつけ薬剤師指導料は算定できない（要件を満たす場合は、「区分番号10」の薬剤服用歴管理指導料を算定できる。）。この場合、他の保険薬剤師が服薬指導等で得た情報については、薬剤服用歴の記録に記載するとともに、かかりつけ薬剤師と情報を共有すること。

（平成30年3月5日　厚生労働省「調剤報酬点数表に関する事項」P.18・19, 2018）

図2-2　かかりつけ薬剤師指導料の要件②

1　かかりつけ薬剤師・薬局機能の要件

サービス内容

（6）　かかりつけ薬剤師は、担当患者に対して、以下の服薬指導等を行う。

ア　「区分番号 10」の薬剤服用歴管理指導料に係る業務を実施した上で患者の理解に応じた適切な服薬指導等を行うこと。

イ　患者が服用中の薬剤等について、患者を含めた関係者が一元的、継続的に確認できるよう、患者の意向を確認した上で、服薬指導等の内容を手帳等に記載すること。

ウ　患者が受診している全ての保険医療機関の情報を把握し、服用している処方薬をはじめ、要指導医薬品及び一般用医薬品（以下「要指導医薬品等」という。）並びに健康食品等について全て把握するとともに、その内容を薬剤服用歴の記録に記載すること。また、当該患者に対して、保険医療機関を受診する場合や他の保険薬局で調剤を受ける場合には、かかりつけ薬剤師を有している旨を明示するよう説明すること。

エ　患者から 24 時間相談に応じる体制をとり、開局時間外の連絡先を伝えるとともに、勤務表を作成して患者に渡すこと。ただし、やむを得ない事由により、かかりつけ薬剤師が開局時間外の相談等に応じることができない場合には、あらかじめ患者に対して当該薬局の別の保険薬剤師が開局時間外の相談等に対応する場合があることを説明するとともに、当該薬剤師の連絡先を患者に伝えることにより、別の保険薬剤師が対応しても差し支えない。

オ　患者が他の保険薬局等で調剤を受けた場合は、その服用薬等の情報を入手し、薬剤服用歴の記録に記載すること。

カ　調剤後も患者の服薬状況の把握、指導等を行い、その内容を薬剤を処方した保険医に情報提供し、必要に応じて処方提案すること。服薬状況の把握は、患者の容態や希望に応じて、定期的にすること（電話による連絡、患家への訪問、患者の来局時など）。また、服用中の薬剤に係る重要な情報を知ったときは、患者に対し当該情報を提供し、患者への指導等の内容及び情報提供した内容については薬剤服用歴の記録に記載すること。

キ　継続的な薬学的管理のため、患者に対して、服用中の薬剤等を保険薬局に持参する動機付けのために薬剤等を入れる袋等を必要に応じて提供し、その取組（いわゆるブラウンバッグ運動）の意義等を説明すること。また、患者が薬剤等を持参した場合は服用薬の整理等の薬学的管理を行うこととするが、必要に応じて患家を訪問して服用薬の整理等を行うこと。なお、訪問に要した交通費（実費）は、患家の負担とする。

ク　必要に応じ、患者が入手している調剤及び服薬指導に必要な血液・生化学検査結果の提示について、患者の同意が得られた場合は当該情報を参考として、薬学的管理及び指導を行う。

補足的事項

（7）　かかりつけ薬剤師指導料を算定する患者以外の患者への服薬指導等又は地域住民からの要指導医薬品等の使用に関する相談及び健康の維持増進に関する相談に対しても、丁寧に対応した上で、必要に応じて保険医療機関へ受診勧奨を行うよう努める。

（8）　麻薬管理指導加算、重複投薬・相互作用等防止加算、特定薬剤管理指導加算及び乳幼児服薬指導加算の取扱いについては、「区分番号 10」の「注3」に掲げる麻薬管理指導加算、「注4」に掲げる重複投薬・相互作用等防止加算、「注5」に掲げる特定薬剤管理指導加算及び「注6」に掲げる乳幼児服薬指導加算に準じるものとする。

（平成30年3月5日　厚生労働省「調剤報酬点数表に関する事項」P.19・20, 2018）

図2-3　かかりつけ薬剤師指導料の要件③

第2章 かかりつけ薬剤師・薬局機能の本質とは？

（別紙様式2）

| 様式例 | かかりつけ薬剤師指導料（かかりつけ薬剤師包括管理料）について |

〇〇薬局

　　患者さんの「かかりつけ薬剤師」として、安心して薬を使用していただけるよう、複数の医療機関にかかった場合でも処方箋をまとめて受け付けることで、使用している薬の情報を一元的・継続的に把握し、薬の飲み合わせの確認や説明を行っています。こうした取組を通じ、多職種と連携することで患者さんの安心・安全や健康に貢献します。
　　次の内容を薬剤師が説明いたしますので、同意していただける場合はご署名ください。

《かかりつけ薬剤師が実施すること》

　薬剤師の＿＿＿＿＿＿＿＿＿＿＿が
　1．安心して薬を使用していただけるよう、使用している薬の情報を一元的・継続的に把握します。
　2．お薬の飲み合わせの確認や説明などは、かかりつけ薬剤師が担当します。
　3．お薬手帳に、調剤した薬の情報を記入します。
　4．処方医や地域の医療に関わる他の医療者（看護師等）との連携を図ります。
　5．開局時間内／時間外を問わず、お問い合わせに応じます。
　6．血液検査などの結果を提供いただいた場合、それを参考に薬学的な確認を行います。
　7．調剤後も、必要に応じてご連絡することがあります。
　8．飲み残したお薬、余っているお薬の整理をお手伝いします。
　9．在宅での療養が必要となった場合でも、継続してお伺いすることができます。
注）かかりつけ薬剤師包括管理料は、医療機関で地域包括診療料／加算等が算定されている方が対象です。

《薬学的観点から必要と判断した理由》（かかりつけ薬剤師記入欄）

《かかりつけ薬剤師に希望すること》（患者記入欄）

☐ 薬の一元的・継続的な把握	☐ 他の医療関係者との連携
☐ 薬の飲み合わせなどのチェック	☐ 飲み残した場合の薬の整理
☐ 薬に関する丁寧な説明	☐ 調剤後のフォロー
☐ 時間外の電話相談	☐ 在宅療養が必要になった場合の対応
☐ その他（ ）	

薬剤師による説明を理解し、かかりつけ薬剤師による服薬指導を受けることに同意します。

年　　　月　　　日

お名前（ご署名）：＿＿＿＿＿＿＿＿＿＿＿＿

（平成30年3月5日 厚生労働省「調剤報酬点数表に関する事項」P.39, 2018）

図2-4　かかりつけ薬剤師指導料同意書（様式例）

54

1 かかりつけ薬剤師・薬局機能の要件

社会保障医療協議会での，患者を無差別にかかりつけ薬剤師指導料の対象とするのではなく「次期改定で対象患者の『絞り込み』」をするべきという議論を尊重したものと考えられる。

※対象患者の重点については，第1章で紹介をしたように「『患者のための薬局ビジョン』を実現するためのアクションプラン」で提起されている。

図2-3は，「かかりつけ薬剤師指導料」の患者に提供するサービス内容ともいうべき箇所を抽出したもので8項目にわたり，「薬剤服用歴管理指導料」に関わる業務をベースにした包括的な内容となっている（クの必要と考えられる場合の「服薬指導に必要な血液・生化学検査結果」の参考利用が2018年度改定時に追加されている）。

▶▶▶ ② 他のかかりつけ機能項目と関係性…従来のかかりつけ機能を包括的に提供するのがかかりつけ薬剤師機能

このサービス内容と他のかかりつけ機能の点数との関係性を表したのが，図2-5である。この図を見ると，「かかりつけ薬剤師指導料」の内容が，従来のかかりつけ機能の点数のポイントを発展させ，包括的に実施することを最低限のものとして求めていることがよく分かる。

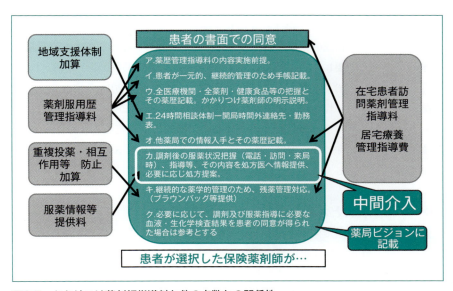

図2-5　かかりつけ薬剤師指導料と他の点数との関係性

第2章　かかりつけ薬剤師・薬局機能の本質とは？

　まず，アの項目はまさしく「薬剤服用歴管理指導料」の業務を前提としている。イの「一元的・継続管理のための手帳記載」や，ウの「全医療機関・全薬剤・健康食品等の薬歴記載」，オの「他薬局での情報入手とその薬歴記載」の項目は「薬剤服用歴管理指導料」に関連している。エの「24時間体制，開局時間外の連絡先明示」は「地域支援体制加算」（2016年度の設定時は「基準調剤加算」）に，キの「残薬管理対応」は「重複投薬・相互作用等防止加算」に，カの「調剤後の服薬状況把握と処方医への情報提供」と患者同意は「服薬情報等提供料」に，カ・キと患者同意は「在宅患者訪問薬剤管理指導料」と「居宅療養管理指導費」に関連していると考えられる。クの「必要な血液・生化学検査結果を患者の同意が得られた場合は参考とする」は『患者のための薬局ビジョン』のなかにある「患者の同意の下，検査値や疾病名等の患者情報を共有」を反映したものであるといえるだろう。

※2018年度診療報酬改定のなかでは，結果的には採用されなかったが，患者の同意のもと医療機関がかかりつけ薬剤師に対し検査値等の内容を情報提供した場合について医科の点数にする議論がなされていた。

　「かかりつけ薬剤師指導料」は「薬剤服用歴管理指導料」をベースに他のかかりつけ薬局機能の重点を付加した包括的な点数であり，それに対し新たに加えた点が，特定の一人の薬剤師が継続的に担当するということと前述した検査値等の把握ということになるだろう。また，「服薬情報等提供料」にもある考え方なのだが，「調剤後も患者の服薬状況の把握，指導等を行い，その内容を薬剤を処方した保険医に情報提供し，必要に応じて処方提案する」といういわゆる「中間介入」については今後も注視しておく必要がある。というのも，この点も2018年度改定において結果的には見送られたが，別途点数化が議論されたサービス内容であった。こうしたサービスをバラバラに行うのではなく包括的に取り組むことによって「薬物療法の安全性と有効性の確保，医療費の適正化」を実現するのが「かかりつけ薬剤師指導料」である。

▶▶▶ ③ 形式要件と本質的要件を区別して理解する

　通知等の要件を満たすことは，「かかりつけ薬剤師指導料」を算定するうえでは不可欠で，これが点数算定可否の判断基準であり，それをもとにした業務の仕組みづくりを進めていくことは必須といえるだろう。ただし，この条件を満たすことだけが主になってしまうと形式的なサービスに終始してしまうおそれがある。

本質的には，そのこととあわせて本来の目的にかなったものなのか，目的を達成するために何をしていくべきか，といったことを満たすためにはどのような仕組みが必要かを薬局・薬剤師自らが明確にし，サービスを設計することが重要である。第1章でみたように，かかりつけ薬剤師・薬局機能提起の背景には「コスト1.8兆円に見合うメリットが生み出せているのか」という問いがあり，そのために「薬物療法の安全性・有効性の確保，医療費の適正化」といったアウトカムにつながるサービスになっているかが，本質的要件として求められている(図2-6)。そのような取り組みになっていないと，今後も同様の「分業不要論」につながる議論が繰り返されるおそれがおおいにあるだろう。

というのも，過去には「特別指導加算(服薬指導加算)」や「薬剤情報提供料1」(お薬手帳)といった点数の算定について「形式要件のみに走ってしまっていた」といわれたことがあった。経験年数の長い薬局関係者であれば覚えておられる方が多いかと思われるが，「特別指導加算」はその要件として「6項目＋1」等ともいわれる確認事項が求められていた。当時はまだ電子薬歴の導入があまり普及していなかったので大半の薬局が紙薬歴であり，その項目の薬歴記載用にチェック欄付きのハンコを作成し，患者から確認したことをそのハンコを押したうえで記入する

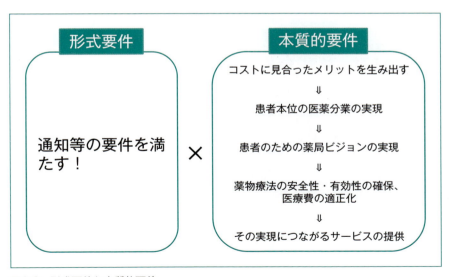

図2-6　形式要件と本質的要件

第2章　かかりつけ薬剤師・薬局機能の本質とは？

といったことが各地の薬局で行われていた。そして，この算定要件である「確認項目を患者から聞く」という形式要件の遵守のみを熱心にするあまり「薬局に行くと訊問される」といった声が患者から聞かれるという現象が少なからずみられた。状況確認をした後にそれに伴う指導等があればよかったのだが，「確認だけで終わる」ということも少なくなかったので，そのような反応を生むことに拍車をかけてしまった。

　また，お薬手帳の点数においても似たような傾向が見受けられた。お薬手帳の本来の意義と役割は図2-7にあるように，患者自身が自己の服用している薬剤の理解や自己の体調の変化・服薬状況の記録に使うだけではなく「利用者がそれぞれの医療機関の医師及び薬局の薬剤師等にお薬手帳を提示することにより，相互作用や重複投与を防」ぐことにある。ところが，「お薬手帳に記載をして渡さないと点数が算定できない」という形式的な要件に目がいってしまい，多くの薬局でそれぞれのお薬手帳を交付したため，少なくない高齢者が薬局ごとにお薬手帳を使い分けるということが起こった。当時，筆者がある患者団体の勉強会に参加

意義と役割

利用者自身が、
➢ ①自分の服用している医薬品について把握するとともに正しく理解し、②服用した時に気付いた副作用や薬の効果等の体の変化や服用したかどうか等を記録することで、医薬品に対する意識を高める。
➢ 複数の医療機関を受診する際及び薬局にて調剤を行う際に、③利用者がそれぞれの医療機関の医師及び薬局の薬剤師等にお薬手帳を提示することにより、相互作用や重複投与を防ぎ、医薬品のより安全で有効な薬物療法につなげる。

お薬手帳の取扱い（薬剤服用歴管理指導料の算定要件抜粋）

➢ 手帳の当該欄については、保健薬局において適切に記載されていることを確認するとともに、記載されていない場合には、患者に聴取のうえ記入するか、患者本人による記入を指導するなどして、手帳が有効に活用されるよう努める。
➢ 患者に対して、手帳を保有することの意義、役割及び利用方法等について十分な説明を行い、患者の理解を得たうえで提供する。

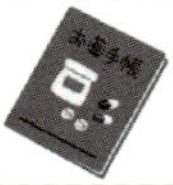

（厚生労働省　平成30年3月5日「平成30年調剤報酬改定の概要　調剤」P.62, 2018）

図2-7　お薬手帳について

1 かかりつけ薬剤師・薬局機能の要件

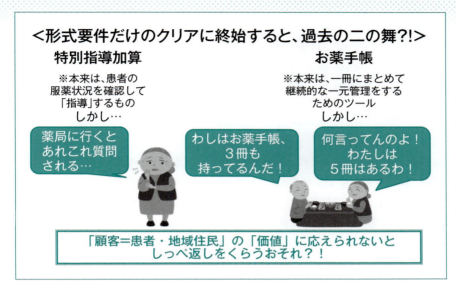

図2-8　かかりつけ薬剤師を患者満足向上の切り札に

をした際に，参加者である高齢者の一人が「私はお薬手帳を3冊持っている」と言うと他の高齢者が「何を言ってるの，わたしなんか5冊あるわ」と言い返す場面に出くわしたことがある。もちろんこのことには，「他の薬局に行っていることを言いにくい」という患者心理が要因となっているケースも見受けられるが，それが主要因とは思い難い。本来お薬手帳は，「患者の持つ薬歴」とも言うべきもので服薬指導時には，薬局内にある薬歴とその補完物であるお薬手帳の両方を見て服薬指導をすることが求められるものである。残念ながら，そういう業務手順になっていない薬剤師・薬局が少なくなかったのだ。

　要するに，算定の要件は一見満たしているようだが，その点数が設定された本来の狙いであるメリットを十分に考慮せず運用するということが，過去には少なくない薬局で散見されたのである。形式的に要件を満たして点数算定をすることは短期的にはプラスのように見えるが，そのような取り組みで終始していると中長期的にはしっぺ返しが待っている(図2-8)。

　同じようなことがこの「かかりつけ薬剤師指導料」でも起こっていないか，それを次節で見ていきたい。

第2章 かかりつけ薬剤師・薬局機能の本質とは？

2 かかりつけ薬剤師の取り組みの推移…量は増加傾向にあるも取り組みにバラつき

▶▶▶ ① かかりつけ薬剤師機能の全国的な取り組み…半数の薬局が届出，算定は1%強

　本項では，まず「かかりつけ薬剤師指導料」の状況について全国的な薬局の取り組みの推移を確認する。図2-9は，かかりつけ薬剤師指導料に関する施設基準の届出について，各厚生局への届出状況を集計したものである。ご存知のとおり「かかりつけ薬剤師指導料」を算定するには「要件を全て満たす保険薬剤師が配置」（要件の内容は図2-1 P.51を参照）をしたうえで各都道府県の厚生局にかかりつけ薬剤師の施設基準を届け出なければならない。よって，あくまでも図2-9はかかりつけ薬剤師の届け出をした薬剤師が1人以上いる薬局の推移を示したものであって，かかりつけ薬剤師の人数を示したものではないのでその点は注意いただきたい。

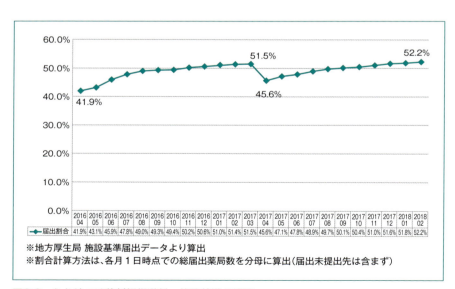

図2-9　かかりつけ薬剤師指導料　施設基準の推移

2 かかりつけ薬剤師の取り組みの推移…量は増加傾向にあるも取り組みにバラつき

表2-1 かかりつけ薬剤師指導料 施設基準の地域別届出数と割合

都道府県	薬局数	かかりつけ薬剤師		都道府県	薬局数	かかりつけ薬剤師	
北海道	2,250	1,314	58.4%	滋賀県	569	339	59.6%
青森県	583	319	54.7%	京都府	980	501	51.1%
岩手県	579	254	43.9%	大阪府	3,995	2,370	59.3%
宮城県	1,122	496	44.2%	兵庫県	2,546	1,519	59.7%
秋田県	523	262	50.1%	奈良県	514	351	68.3%
山形県	567	266	46.9%	和歌山県	458	277	60.5%
福島県	863	367	42.5%	鳥取県	275	152	55.3%
茨城県	1,248	619	49.6%	島根県	321	200	62.3%
栃木県	830	436	52.5%	岡山県	800	467	58.4%
群馬県	863	384	44.5%	広島県	1,540	876	56.9%
埼玉県	2,714	1,379	50.8%	山口県	785	474	60.4%
千葉県	2,331	1,005	43.1%	徳島県	380	230	60.5%
東京都	6,454	3,088	47.8%	香川県	512	310	60.5%
神奈川県	3,750	1,629	43.4%	愛媛県	576	328	56.9%
新潟県	1,089	705	64.7%	高知県	378	177	46.8%
山梨県	438	164	37.4%	福岡県	2,792	1,467	52.5%
長野県	950	541	56.9%	佐賀県	509	330	64.8%
富山県	432	240	55.6%	長崎県	724	382	52.8%
石川県	512	277	54.1%	熊本県	818	366	44.7%
岐阜県	990	517	52.2%	大分県	550	235	42.7%
静岡県	1,762	993	56.4%	宮崎県	565	262	46.4%
愛知県	3,200	1,749	54.7%	鹿児島県	868	492	56.7%
三重県	782	439	56.1%	沖縄県	536	136	25.4%
福井県	274	149	54.4%	合計	57,097	29,833	52.2%

※地方厚生局 施設基準届出データより算出
※割合計算方法は、2018年2月1日時点での総届出薬局数を分母に算出（届出未提出先は含まず）

　制度がスタートした2016年4月では41.9％でスタートし，11月には50％を超え，2018年2月時点では全国約57,000店舗のうち52.2％の薬局が施設基準を届けており，約半数の薬局にかかりつけ薬剤師がいるという状況だ。2017年3月まで右肩上がりで上昇しいったん51.5％になったが，翌4月時点には45.6％と5.9ポイントも大きく割合を落としている。しかし，その後も微増傾向が続いていることから，これは一時的な減少と考えられる。その背景には届け出要件の「研修認定の取得」がありそうだ。この「研修認定取得の要件」は2017年3月31日まで猶予されていたため，期限までに研修認定要件を満たすことができなかった薬局

第2章　かかりつけ薬剤師・薬局機能の本質とは？

が少なからずあり，そのことによる減少分が大きかったという見方だ。実際に筆者が関係している薬局でも期限に申請取得の手続きが完了しなかったという理由で1, 2カ月後に再度施設基準を申請しなおしたというケースもみられた。猶予期間の終了については一年前からわかっていたことでもあり，Eラーニングなどの活用で認定の取得はしやすくなっていたことを考えると，6ポイント近く届け出割合が下がったことは残念なことであった。

かかりつけ薬剤師の施設基準の届け出状況は地域においても差がみられる。**表2-1**は，各都道府県の厚生局への登録薬局数と施設基準の届け出薬局数とその割合を集計した結果である（2018年2月1日時点集計）。上位は，奈良県68.3%，佐賀県64.8%，新潟県64.7%で60%を超える都道府県は8県に及んでいる。一方，下位には沖縄県の25.4%と山梨県37.4%があり，4割未満の県もみられる状況だ。地道に底上げは進んできているようだが，最大と最小の差は40ポイント強にも及び地域差は小さくない。その要因はさまざまに想定されるが，施設基準の要件の「医療に関わる地域活動の取り組みに参画していること」の状況が都道府県に

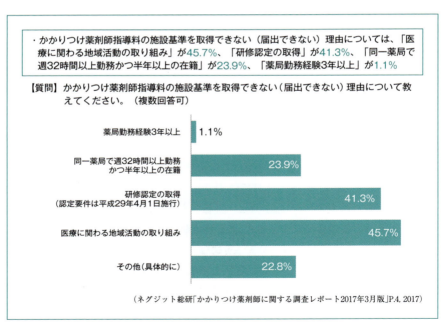

図2-10　かかりつけ薬剤師指導料　施設基準を取得できない理由

2 かかりつけ薬剤師の取り組みの推移…量は増加傾向にあるも取り組みにバラつき

よっては大きなネックになっているようだ。

「かかりつけ薬剤師指導料」の施設基準を取得できない理由について，薬剤師調査MMPRが2017年2月に実施したWEBアンケート「かかりつけ薬剤師に関する調査」で確認をしている(図2-10)。それによると「医療に関わる地域活動の取り組み」が45.7％，「研修認定の取得」が41.3％，「同一薬局で週32時間以上勤務かつ半年以上の在籍」が23.9％，「薬局勤務経験3年以上」が1.1％というもので，半数近い薬局の課題として「医療に関わる地域活動の取り組み」にどう対応していくかが大きな課題となっていることが伺える。

実際に各地の薬局を訪問した際に「届け出をしていない」理由を聞くと，施設基準の要件の「医療に関わる地域活動の取り組みに参画していること」の状況が都道府県によっては大きなネックになっているようだ。これは，「地域活動」の解釈や範囲が地域によって微妙に差異がみられるのと，行政・地域自治会・薬剤師会等の諸団体の活動の範囲や活発度も違うため，結果的に地域による難易度が生じ，結果的に施設基準の届け出の地域差を生む要因となっているようだ。

次に，算定状況・算定率(処方箋受付枚数に対する算定回数)についてみていき

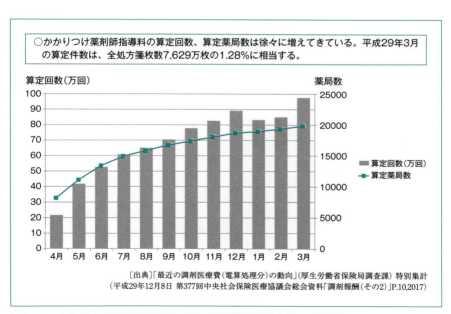

図2-11　かかりつけ薬剤師指導料の算定状況(算定回数と算定薬局数)

第2章　かかりつけ薬剤師・薬局機能の本質とは？

たい。「かかりつけ薬剤師指導料」の算定状況を表したのが図2-11である。これは，厚生労働省が発表している「最近の調剤医療費（電算処理分）の動向」から特別集計をしたものを2017年12月8日の中央社会保険医療協議会で発表したものだ。電算処理をしている薬局の全データを反映しているので，ほぼすべての薬局のものを集計したものである。算定回数については，点数が設定された2016年4月は20万回強でスタートし6月には50万回を超え，2017年3月には全処方箋枚数7,629万枚の1.28％（約98万回）という状況だ。算定薬局数においても2016年4月には約8,000店舗であったのが，5月に10,000店舗，11月には20,000店舗を超え，2017年3月には約24,000店舗にまで増加し，全薬局の40％強の割合になっ

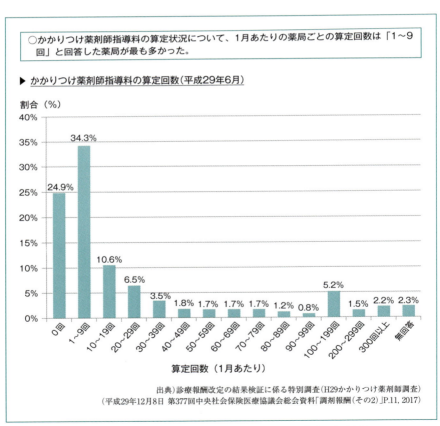

図2-12　かかりつけ薬剤師指導料の算定状況（店舗あたり月間算定回数割合）

2 かかりつけ薬剤師の取り組みの推移…量は増加傾向にあるも取り組みにバラつき

表2-2 都道府県別調剤基本料 特例除外対象薬局数

	届出時点	調剤基本料1 (注1のただし書に 該当する場合)			届出時点	調剤基本料1 (注1のただし書に 該当する場合)	
北海道	2018/3	19	0.8%	滋賀県	2018/3	1	0.2%
青森県	2018/2	1	0.2%	京都府	2018/3	1	0.1%
岩手県	2018/2	2	0.3%	大阪府	2018/3	4	0.1%
宮城県	2018/2	8	0.7%	兵庫県	2018/3	10	0.4%
秋田県	2018/2	1	0.2%	奈良県	2018/3	0	0.0%
山形県	2018/2	6	1.1%	和歌山県	2018/3	1	0.2%
福島県	2018/2	8	0.9%	鳥取県	2018/2	0	0.0%
茨城県	2018/2	13	1.0%	島根県	2018/2	0	0.0%
栃木県	2018/2	4	0.5%	岡山県	2018/2	4	0.5%
群馬県	2018/2	5	0.6%	広島県	2018/2	7	0.5%
埼玉県	2018/2	13	0.5%	山口県	2018/2	2	0.3%
千葉県	2018/2	7	0.3%	徳島県	2018/3	1	0.3%
東京都	2018/2	7	0.1%	香川県	2018/3	3	0.6%
神奈川県	2018/2	7	0.2%	愛媛県	2018/3	0	0.0%
新潟県	2018/2	13	1.2%	高知県	2018/3	1	0.3%
山梨県	2018/2	2	0.5%	福岡県	2018/3	6	0.2%
長野県	2018/2	3	0.3%	佐賀県	2018/3	1	0.2%
富山県	2018/3	2	0.5%	長崎県	2018/3	3	0.4%
石川県	2018/3	0	0.0%	熊本県	2018/3	0	0.0%
岐阜県	2018/3	3	0.3%	大分県	2018/3	1	0.2%
静岡県	2018/3	12	0.7%	宮崎県	2018/3	2	0.4%
愛知県	2018/3	25	0.8%	鹿児島県	2018/3	6	0.7%
三重県	2018/3	6	0.8%	沖縄県	2018/3	0	0.0%
福井県	2018/3	3	1.1%	合計		224	0.4%

(2018年3月28日 ネグジット総研調査分 各厚生局 施設基準等に係る届出事項より)

ている。この40%強の薬局が算定という結果と，先程の施設基準の届け出割合の同月51.5％（図2-9）とあわせてみてみると，届け出をした薬局のうち8割ほどが実際に「かかりつけ薬剤師指導料」を算定しているということになるだろう。この数字は「一定の割合で算定している」と言えなくもないが，「届け出をしているのに算定をしていない薬局が2割近くある」ということにもなり，「取り組みがうまくできない・わからない」か，「とりあえず『基準調剤加算』の算定が目的で『かかりつけ薬剤師指導料』についてはあまり重要視していない」のどちらかの薬局ではないかと考えられる（ご存知のように，「基準調剤加算」の算定要件には「かかりつ

65

第2章　かかりつけ薬剤師・薬局機能の本質とは？

け薬剤師指導料」の施設基準の届け出が必要で，この要件は2018年度より「地域支援体制加算」に引き継がれている）。

　算定率についての2017年3月の1.28％（要するに100人に1人強）という数字は，増加傾向にあるとはいえ決して多いとはいえない数字だ。この数字をもう少し掘り下げるうえで図2-12の「店舗あたり月間算定回数割合」をみていきたい。これは「診療報酬改定の結果検証に係る特別調査（H29かかりつけ薬剤師調査2017年6月時点のデータ）」によるもので，アンケートに回答した薬局の集計になる。これによると回答薬局中34.3％の薬局が1～9回の算定で一番多く，次いで0回が24.9％となっている。要するに約6割の薬局が算定月9回以下である一方，月100回以上算定している薬局が約9％ある。このことから「積極的に算定を行っている薬局」と「まだあまり足を踏み出せていない薬局」とに二極化していることがみてとれる。また表2-2にあるように「調剤基本料の特例除外要件」を2018年3

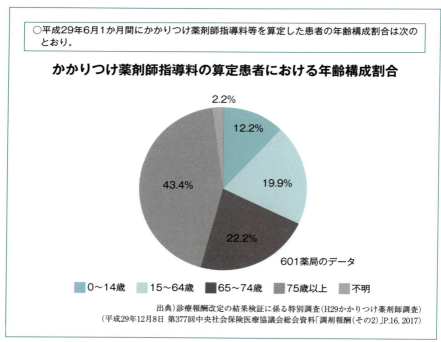

図2-13　かかりつけ薬剤師指導料を算定した患者の年齢構成割合

2 かかりつけ薬剤師の取り組みの推移…量は増加傾向にあるも取り組みにバラつき

月現在でクリアしていた薬局は全国で 224 店舗あった。この「特例除外要件」とは，「調剤基本料1」以外の店舗で「『かかりつけ薬剤師指導料及びかかりつけ薬剤師包括管理料』の合計算定回数が保険薬剤師1人あたり月 100 回以上になる」という実績を3カ月連続で実現した際に「調剤基本料1」を算定できるという特例だ。当初は，かなり高いハードルで，これをクリアできる薬局はそう多くないとみられていたが，結果的に全国でこれだけの店舗が到達していた。このことも，取り組んでいない店舗はほとんど取り組んでいないし，熱心な店舗はかなりの算定実績を残しているという二極化の状況を表していると言えよう（ちなみに，この「特例除外要件」は 2018 年度の改定時に廃止された）。

また，算定患者の年齢構成割合が 図2-13 である。75 歳以上がやはり断トツで 43.4％，次いで 65〜74 歳 22.2％，15〜64 歳 19.9％，0〜14 歳 12.2％という結果だ。こうしてみると 0〜14 歳の割合が少ないように見えるが，人口数や受

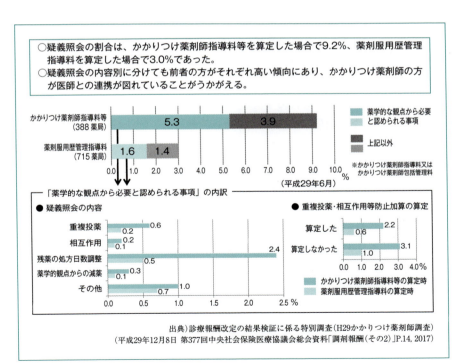

図2-14　かかりつけ薬剤師とそれ以外の場合の疑義照会の取り組み

第2章　かかりつけ薬剤師・薬局機能の本質とは？

診率を考慮すると決して低くない割合といえるだろう。そういう意味で，第1章の2節で紹介した『患者のための薬局ビジョン』を実現するためのアクションプラン検討委員会報告書で提言されたかかりつけ薬剤師の重点対象患者像の5項目のなかに「高齢者」，「妊婦・授乳婦・乳幼児等」が上がっていることもつながってくる。

図2-14は，「かかりつけ薬剤師とそれ以外の場合の疑義照会の取り組み」を比較したものである。これによると「かかりつけ薬剤師指導料」を算定した場合の疑義照会割合は9.2％（薬学的な観点から必要と認められた場合：5.3％）で「薬歴管理指導料」を算定した場合は3.0％（同：1.6％）であった。「かかりつけ薬剤師指導料」を算定している場合の方が3倍以上の割合で疑義照会を行っていることになる。加えて，薬学的観点から必要と認められる事項の内訳においても「重複投薬」，「相互作用」，「残薬の処方日数調整」，「薬学的観点からの減薬」といった項目のすべてにおいて「かかりつけ薬剤師指導料」算定の場合の方が高い比率となっていた。これらの結果は，かかりつけ薬剤師になったからこのような取り組みが充実したのか，このような取り組みをしっかりしている人材がかかりつけ薬剤師になったからなのかは，経時的にこれらの推移を見ていかないと一概には言えないが，かかりつけ薬剤師制度がこれらの取り組みを進めるレバレッジ（てこ）になっていく可能性はおおいにあると考えられるだろう。

これらの取り組みへの定性的な反応は，図2-15「かかりつけ薬剤師がいてよかったと実感した経験（患者調査）」から読み取れる。これはかかりつけ薬剤師がいると回答した患者に対して，かかりつけ薬剤師がいてよかったと実感した経験について尋ねたものだ（複数回答可）。「自分の飲んでいる薬をすべて把握していること」が全体（79.1％），男性（81.1％），女性（77.8％）と一番多い。次いで二番目が「薬についてわかりやすく説明してくれること」が全体（65.8％），男性（63.5％），女性（67.9％），三番目が「薬に関する相談に対応してくれること」が全体（59.7％），女性（61.7％），男性の三番目は「いろいろな医療機関からの処方薬を確認してもらえること」（58.8％）であった。この内容は基本的なことともいえるが，まずはこうしたことの積み重ねが重要なのであろう。

2　かかりつけ薬剤師の取り組みの推移…量は増加傾向にあるも取り組みにバラつき

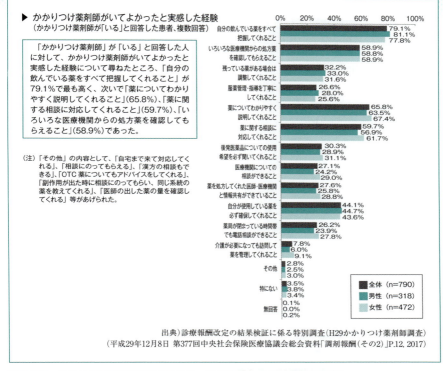

図2-15　かかりつけ薬剤師がいてよかったと実感した経験（患者調査）

▶▶▶ ② 他のかかりつけ薬局機能の取り組み…2016年度に大幅増

次に，かかりつけ薬剤師・薬局機能のなかで，かかりつけ薬剤師機能以外の取り組み状況についてみていきたい。これらの中身について2017年12月8日の中央社会保険協議会の資料において数多く紹介をされているので，そのなかから特徴的と思われるものを紹介する。

また，図2-16は「多剤・重複投薬に関する取り組みの実態」について「重複投薬・相互作用等防止加算」及び「外来服薬支援料」の算定件数の年次推移を表したものである。「重複投薬・相互作用等防止加算」は2016年に要件が変更されたので単純比較はできないのだが，両点数ともかかりつけ薬剤師・薬局機能の提起がされた2018年に対前年比倍以上と大幅にその件数を増やした。特に「外来服薬支援

69

第2章　かかりつけ薬剤師・薬局機能の本質とは？

料」は減少傾向にあったのだが、見事にV字回復を遂げている。

　図2-17は「服薬情報等提供料」の年次推移を表している。こちらも2016年に点数要件が変更になっているので単純比較はできないのだが、これまで減少傾向だったのを2016年改定によりV字回復を実現させている。図2-18は必ずしも点数の算定をした場合のみを抽出したわけではないが、「服薬情報等の提供の有無とその効果」をグラフ化している。服薬情報等の提供対象は、「医療機関：41.7％」、と「患者又はその家族：39.97％」が群を抜いているが、「居宅介護支援事業所：17.2％」、「訪問看護ステーション：9.1％」などいわゆる他職種への提供も一定割合占めている。その結果として「重複投薬・相互作用の防止」、「アドヒアランスの向上」などの効果につながっているようだ。

　また、「服薬情報等提供料」とも関連する「来局日以外の継続的な服薬指導」（「服薬情報等提供料」の場合は「調剤後も患者の服薬状況に関する情報等を把握」）について図2-19は紹介しており、いわゆる「中間介入」を意識した調査と考えられる。この内容は、患者の来局日以外の服薬期間中における継続的な服薬指導（電

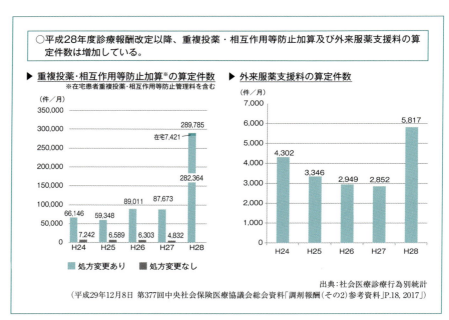

図2-16　多剤・重複投薬に関する取り組みの実態

2　かかりつけ薬剤師の取り組みの推移…量は増加傾向にあるも取り組みにバラつき

話による状況確認等）の実施状況について「ある：39.9％」であり，その必要性については「必要だと思う：14.3％」，「患者によって必要だと思う：65.3％」であった。この「中間介入」の効果は第3章の事例でも紹介するが，アウトカムの獲得の精度を上げるためにも今後注目をしていくべきテーマではないかと筆者は考えている。

　これら「重複投薬・相互作用等防止加算」，「外来服薬支援料」，「外来服薬支援料」，「服薬情報等提供料」は2016年度改定時に「かかりつけ薬剤師指導料」等とともに「かかりつけ薬局の基本的な機能に係る業務」とされ，その算定の合計が年間10回未満の場合「調剤基本料」の減算処置を行うとされた（2018年度改定時に「薬剤師のかかりつけ機能に係る基本的な業務」に表現変更がされた）。2016年度改定時に大幅増やV字回復している点数となっているのは，要件が変わって点数が算定されるようになったことに加え，このことも影響しているかもしれない。

　いずれにしても，これらの点数は薬局現場での啓発やサポートが徹底され，医

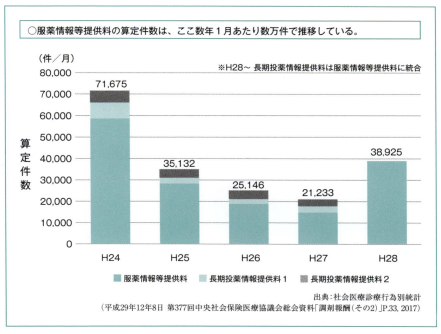

図2-17　服薬情報等提供料の算定状況

第2章　かかりつけ薬剤師・薬局機能の本質とは？

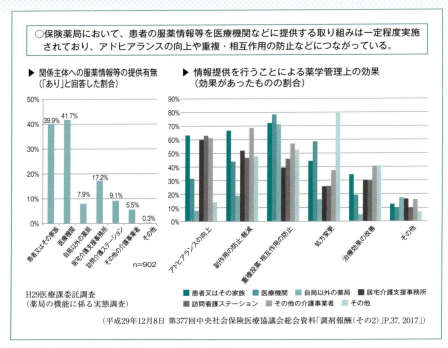

図2-18　服薬情報等の提供の有無とその効果

療機関等との連携が充実すると算定は頭打ちになる点数なので，増加すればするほどよいというものでもない。しかしながら，普及をするうえで一定のレベルまで上昇する必要があるので，まず現状はその第一段階に位置しているといえるのではないか。

2 かかりつけ薬剤師の取り組みの推移…量は増加傾向にあるも取り組みにバラつき

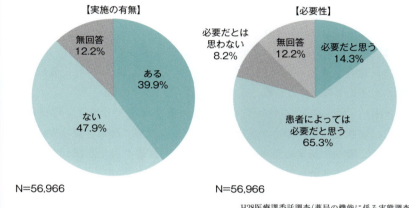

図2-19　来局日以外の継続的な服薬指導

▶▶▶ ③ 大手チェーンの状況…量の確保はもちろん質の確保も…そのレベルアップに期待

　次に，かかりつけ薬剤師・薬局機能に関する大手チェーンの取り組みについてみていきたい。当初は「かかりつけ薬剤師指導料」の量の拡大についての取り組みが目についた。図2-20は2016年改定後から半年ほどの業界情報ニュースPHARMACY NEWSBREAK（じほう）に掲載された「かかりつけ薬剤師指導料」算定についての取り組みの見出し一覧である。「同意書の取得が○万件になった・・・」，「かかりつけ料算定が月○○○件になった・・・」，「調剤基本料の特例除外要件を○店舗クリア」といった言葉が散見される。この傾向は2016年度下期に入ってもしばらく同じような傾向がみられた。その後，量の拡大だけでなく質を求める「ポリファーマシー対策」，「プレアボイドの導入」，「薬局でがん患者フォローによる有害事象を早期発見」等の報道もみられるようになってきて，様相は

第2章　かかりつけ薬剤師・薬局機能の本質とは？

変わりつつあったが，改定初期の動向に対する報道のインパクトは強いものがあった。実際に2017年3月28日の中央社会保険医療協議会では，委員より「『患者から選ばれるかかりつけ薬剤師』というより『かかりつけ薬剤師が患者の同意を取りにいく』という構図になっている。これは，ちょっと違うのではないか」と「本来の趣旨と実態に乖離があるのではないか」という問題提起があったようだ。質の向上を図るために一定の量が必要ということはあるが，量だけの追及となるとそれは本末転倒になってしまう。

　以下は，大手4チェーンアインホールディングス（以下アインHD）・日本調剤・クオール・総合メディカルの2017年3月期（アインHDは4月期）の各社決算発表資料のコメントの抜粋である。

・アインHD：「引き続き，『かかりつけ薬剤師・薬局』としての機能を発揮すべく，在宅対応を中心とした地域医療との連携，お薬手帳等を活用した薬剤に関する情報の一元的・継続的管理の強化及びジェネリック医薬品の使用を促進」

・日本調剤：「調剤報酬につきましては，改定の影響により一時的に減少しまし

●特例除外要件
調剤基本料の「特例除外要件クリア」が60薬局に 9月時点、次世代薬局研究会・渋谷氏まとめ 上位に大手チェーン（PHARMACY NEWSBREAK 2016年10月25日）

●日本調剤
三津原社長 同意書取得は9月末で12万件、下期に取り組みさらに強化（PHARMACY NEWSBREAK 2016年11月9日）

●クオール
調剤基本料の特例除外要件4店舗がクリア、下期も4店舗程度（PHARMACY NEWSBREAK 2016年11月9日）

●総合メディカル
第2四半期連結決算を発表、薬局部門の営業利益は横ばい 総合メディカル、かかりつけの同意1.5万件超（日経DI ONLINE 2016年10月28日）

●薬樹
かかりつけ算定が月4000件、累計同意は6000人に 薬樹、1年後に「全処方箋の7％」の算定目指す（PHARMACY NEWSBREAK 2016年9月9日）

●アイセイ薬局
かかりつけ料、7月の算定は170店舗・1743件 5月から2倍も「数字ありきではない」（PHARMACY NEWSBREAK 2016年9月5日）

●阪神調剤HD
同意取得1万件、40～50代の女性薬剤師に強み「異動少ない」、5月中旬時点のかかりつけ料（PHARMACY NEWSBREAK 2016年5月26日）

量の拡大の報道が目立つ…

図2-20　かかりつけ薬剤師指導料算定に関する報道

2　かかりつけ薬剤師の取り組みの推移…量は増加傾向にあるも取り組みにバラつき

たが，かかりつけ薬剤師としての服薬指導の推進，ジェネリック医薬品の使用促進，在宅医療への積極的な取り組みなどにより，当連結会計年度末時点では，概ね前年同期の水準にまで回復」

・クオール：「利益面においては薬価・診療報酬改定の影響を受けて，薬剤料単価，技術料単価が減少」

・総合メディカル：「利益面においては薬価・診療報酬改定の影響を受けて，薬剤料単価，技術料単価が減少」

「かかりつけ薬剤師指導料」そのものへの言及は多くはないが，技術料単価アップが重点課題となっており，その主要施策の一つとしてかかりつけ薬剤師への取り組みが設定されていることが推測される。これらのことを念頭に大手チェーンの取り組みの内容を見ていきたい。

これら4チェーンの「かかりつけ薬剤師・薬局機能の取り組み実績」について各社の決算説明会資料を基にまとめたものが**表2-3**である。まずは，活動項目として「かかりつけ薬剤師指導料」関連の数値を見てみる。かかりつけ薬剤師－アインHD：1,412名，日本調剤：全薬剤師のうち45.9％，クオール959名，総合メディカル726名，かかりつけ薬剤師届け出店舗：アインHD936店舗・89.6％，日本調剤：在籍店舗割合89.6％，クオール：577店舗・83.6％となっている。カウント時期や表現の仕方が微妙に違うので単純に比較はしにくいが，前項でみたようにかかりつけ薬剤師の施設基準の届け出の全国平均50％強と比較すると，3チェーンは80％以上の店舗で届出を行っており，かなり高い割合となっている。算定率も累計算定件数を公表しているアインHDや日本調剤の数字をみると前項の全国平均1.28％（2017年3月時点）よりかなり高い算定率をあげているようだ（第3章で日本調剤の取り組みを紹介しているが，その際のインタビューによると2017年10月で約13％の算定率）。

その他項目ではアインHD，日本調剤，総合メディカルが，「服薬情報提供書」，「トレーシングレポート」と表現は違うが医療機関等に対する情報提供の実績数を公表し，「医療機関等との連携」を重要視していることを明示している。

それでは，これらの取り組みをアウトプット（実績）やアウトカム（成果）の項目としてはどうであろうか？　残薬調整額という明らかにアウトカムといえる項目を公表していたのが，日本調剤と総合メディカルだ。日本調剤で1年間で1億2,400万円，総合メディカルで7カ月で3,500万円，金額の大小に対する意見はあるか

75

第2章　かかりつけ薬剤師・薬局機能の本質とは？

表2-3　大手4チェーンのかかりつけ薬剤師・薬局機能の取り組み実績

	活動項目			アウトプット(実績)・アウトカム項目		
アインホールディングス	かかりつけ薬剤師数	1,412人	2017年10月時点	重複投薬・相互作用等防止加算算定累計件数	303,178件	2016年5月～2017年10月
	かかりつけ薬局(施設基準届け出数)	936店舗	2017年10月時点	在宅実績※年平均月1件以上	654店舗	2017年10月時点
		89.6%	※2017年10月時点1045店舗			
	かかりつけ算定累計件数	941,171件	2016年5月～2017年10月			
	※推計算定率	4.0%	処方箋単価を13,500円において推計処方箋枚数を算出			
	服薬情報提供書実績	9,972件	2016年5月～2017年10月			
	疑義照会件数	798,252件	2016年5月～2017年10月			
	※集計対象は756店、一定期間の調査結果より18カ月換算					
	健康サポート薬局研修終了薬剤師	248名	2017年11月時点			
日本調剤	かかりつけ薬剤師比率	45.9%	2017年11月現在	残薬調整による薬剤費削減額	124,000万円	2016年10月～2017年9月
	かかりつけ薬剤師の在籍店舗割合	89.6%	2017年11月現在	1店舗当たり在宅実績件数	157件	2017年4月～2017年9月
	かかりつけ薬剤師同意件数	31.5万件	2017年6月末現在	在宅医療実施店舗割合	97.0%	2017年9月末現在
	※推計算定率	4.0%	処方箋単価を13,500円において推計処方箋枚数を算出			
	かかりつけ薬剤師指導料算定件数	122万件	2016年4月～2017年6月	※過去1年間に実績のある店舗割合		
	かかりつけ薬剤師指導料薬剤師1人当たり算定件数	72件	2017年6月単月			
	トレーシングレポート実施店舗割合	79.2%	2017年10月末			
クオール	かかりつけ薬剤師数	959名	2017年10月時点	居宅での在宅対応	65%	2017年9月末時点
	かかりつけ薬局算定店舗	577店舗	2017年10月時点	※個人宅での在宅対応の店舗割合		
		83.6%	2017年10月時点			
	健康サポート薬局研修修了薬剤師	211名	2017年10月時点			
総合メディカル	かかりつけ薬剤師	726名	2017年9月末	残薬調整金額	3,500万円	2016年5月～2016年11月
	トレースレポート	95,000枚	年間	在宅実施店舗比率	81%	2017年9月末時点

もしれないが，立派な経済的アウトカムを実現しており，これらの薬剤調整でプレアボイド等が実現できていれば臨床的アウトカムの獲得ともいえなくはない。アインHDは「重複投薬・相互作用等防止加算」実績を上げているが，こちらもこの点数を取っていれば，重複の薬を削ったり，残薬調整をしているはずなので，アウトカムの獲得を実現しているといっても差し支えないだろう。

　各社が在宅の取り組みをあげているが，これを薬局の活動項目の一つとみるの

2 かかりつけ薬剤師の取り組みの推移…量は増加傾向にあるも取り組みにバラつき

か，在宅をすること自体が国からの重点課題推進のアウトプット（実績）項目とみて，患者のQOLやADLの維持・向上につながるとみるならば，アウトカムの一つとみることもできるだろう。ここでは，アウトプット（実績）・アウトカム項目としてまとめた。

こうしてみると，大手チェーンの取り組みは量の確保に重点は起きつつもそれにとどまらず，アウトプット（実績）・アウトカムを上げることも念頭にしっかりおいているようだ。しかしながら，かかりつけ薬剤師・薬局機能の提起の背景は「コスト1.8兆円に見合うメリット＝アウトカムを生むための方策の一つとして点数化された」ということがある。この観点からみるとアウトプット（実績）・アウトプット項目の取り組み状況はまだまだ十分といえず，今後の取り組みのレベルアップを期待していきたい。

2016年度調剤報酬改定において，「かかりつけ薬剤師指導料」が新設され，かかりつけ機能に係る点数が整備された。それからの二年をみてみると，店舗としての取り組みはそれなりに動き始めたが，全国的にはまだまだ不十分。個々の店舗の状況もまだ足を十分踏み出せていない薬局と非常に熱心に取り組んでいる薬局と二極化している。

かかりつけ機能の点数は，2016年度改定でV字回復をしたといえそうだが，その成果の検証はいくつか萌芽的な要素はみられるものの，これからといえるだろう。

大手チェーンの取り組みは，当初は点数算定に走っているのではないかという懸念も見受けられたが，最近の決算資料からはアウトプット・アウトカムを意識した内容やそれに向けた取り組みに焦点を当てている傾向が見受けられる。ただし，当初の求められるレベルからみると今後のレベルアップに期待したい。

そういう意味では，前項後半で問題提起をした「特別指導加算」や「薬剤情報提供料1」（お薬手帳の点数）といった過去の点数で起こした弊害と同じ轍を踏まないようにするという意識は働いているようだ。ここに安住することなく，さらに当初の求められるレベルに応えられるように，アウトプット（実績）・アウトカムのレベルアップを図るため次節でその本質を深めていきたい。

第2章 かかりつけ薬剤師・薬局機能の本質とは？

3 かかりつけ薬剤師・薬局機能の本質を探る

▶▶▶ ① かかりつけ薬剤師・薬局機能の本質を考えるために…
　　　マーケティング視点をもつ

(1)「かかりつけ薬剤師指導料」に値する取り組みに踏み出せない理由…
　　　かかりつけ薬剤師・薬局機能のアウトカムを理解しているか？

　前節では「かかりつけ薬剤師指導料」の届け出をしている薬局には「積極的に算定を行っている薬局」と「まだあまり足を踏み出せていない薬局」に二極化している状況をみた。そこで，かかりつけ薬剤師・薬局機能の本質を探るうえで「まだ，あまり足を踏み出せていない薬局」の背景をみていきたい。

　あるチェーン店において，「かかりつけ薬剤師指導料」の算定に熱心には取り組めていないスタッフの状況や背景を聞いてみた。すると，それらの薬局から出てきた理由は図2-21にある「今までやってきたことと大きく変わらない」，「その程度の違いでは患者負担の説明ができない」，「そんなことをやっている時間がとれない」，の3項目に集約できた。

　最初の「今までやってきたことと大きく変わらない」は言葉の意味としてはそのとおりかもしれない。本章の図2-5（P.55）でみたように「かかりつけ薬剤師指導料」はこれまであったかかりつけ機能のサービスを包括的に実施するという側面がある。このことにより「従来やっていることと同じ」と捉える薬剤師もいるだろう。しかしながら，バラバラに部分的に取り組むのと包括的に全体のつながりを意識して行うのでは質的な違いがある。特に後で触れる「アウトカムの創出」につなげようと患者と同じ目線で取り組んでいるか，そうでないかに大きな違いがあると考えられる。もちろん，この点数設定前から本質的な取り組みができている薬剤師も多くいるだろうから，そうした方々にとっては「今までと変わらない」ことになるだろう。ただし，この意見は論点がずれていて，問われていることは「これまでやってきたことと大きく変わるか，変わらないか」ではなく「（その点数が設定された理由に基づく）本質的なサービスができているか，できていないか」な

78

のである。要するに本質的なサービスができているのなら，これまで行ってきたことと大きく変わらなくても，しっかり算定して何ら問題はないのだ（もちろん通知上の要件は満たしたうえで）。このことは，「薬剤服用歴管理指導料」であれ，「重複投薬・相互作用等防止加算」であれ，新しい点数ができたときは，これまで点数がつく前から行っている薬局にとっては，「これまでと同じことをやっていたのに，改正後は点数がつく」ということになってきたのであり，それと全く同じである。ポイントは，本質的なサービス，いいかえると「要件を満たす」ことが主眼になっている取り組みか，患者の「アウトカムを創出」するために行うサービスになっているかであり，後者であれば十分新しい点数を算定するにふさわしいといえるだろう。

　二つ目の，「その程度の違いでは患者負担の説明ができない」という理由は，先ほどの「今までやってきたことと大きく変わらない」の延長線上にあるかもしれない。「違いはあるかもしれないが，大きな違いではない，であれば，負担が増えることの説明ができない」という意見だ。この背景には，「どのようなメリットなのか，説明する側が理解できていない」といったことがありそうである。この思考においても，次項でとりあげるどのような「アウトカムの創出」を求められているのか，患者目線で理解できないおそれがある。言い方を変えるとその負担が妥当かどうかは患者やひいては保険制度を支える保険者，国民が決めることである。

　最後の「そんなことをやっている時間はとれない」も実は論点がずれている。こ

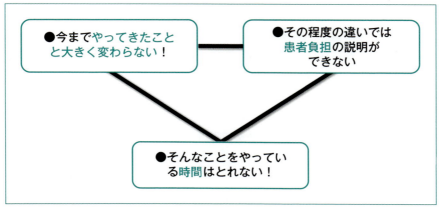

図2-21　かかりつけ薬剤師サービスの制約条件

第2章　かかりつけ薬剤師・薬局機能の本質とは？

の理由を初めに聞いたときは「今までやってきたことと大きく変わらないなら，時間はあるんじゃないの？」と，思わず口に出しそうになってしまった。本来は，取り組む価値のあることならば，むしろ優先的に時間をかけてもやる必要があり，そのためにどう時間を作り出すか，どう効率的に限られた時間で取り組めるようにするかを考えていくという手順だ。となると，時間が取れる取れないの前に，この取り組みは時間をかけてまで行う必要・価値があるか，「アウトカムの創出」ができているかの判断が求められるのである。

　こうみていくと，これらの発言の背景には別の本当の理由が潜んでいる場合が少なくないように感じる。これまでの点数と明らかに違う「かかりつけ薬剤師の同意書を取る」という活動への抵抗感があるのではないだろうか。在宅の介護の「居宅療養管理指導費」における契約書の取得は別格として，過去に長期投薬情報提供料1の算定における同意書の獲得以来のものとなる。この「患者から書面で同意を取る」という「双方向のコミュニケーション」に苦手意識をもっている薬剤師が少なくないように見受けられる。すべての発言がそうだとは思わないが，それらのいくつかは取り組みを避ける理由として表面的に出されていると思うのは憶測が過ぎるだろうか。

　これらを払拭するためにも，本質を踏まえたサービスを提供するためにも，「アウトカムの創出」とはどういうことかという認識をしっかりもつことが求められる。次項ではその視点を見ていこう。

(2) マーケティング視点をもつ…ビジネスモデル・キャンバスとは？！

　かかりつけ薬剤師・薬局機能のサービスの本質を深める，その「アウトカムの創出」について考えるためには，「マーケティングの視点」で考えることが効果的だ。マーケティングとは端的に言うと「売れる仕組みづくり」である。そう表現すると医療の世界では「否定的な反応を示す人もいるかもしれない。しかしながら，「売れる」ということは「単価×顧客数」を増やす活動だ。医療保険の世界では「単価」は国に決められているので，「顧客」を増やす活動，要するに「患者に選ばれることを促進する活動」であり，マーケティングとは「患者・地域に選ばれる薬局・薬剤師になるにはどうすればよいのか？」を真剣に考える活動のことである。ドラッカーは「マーケティングの理想はセリング（販売）を不要にすること」（『断絶の時代』）とも言い，「売ること」ではなく「売れるしくみを作ること」を強調している。

3 かかりつけ薬剤師・薬局機能の本質を探る

　かかりつけ薬剤師の「患者から書面で同意書を得る」という活動でいうならば，薬局からお願いをして「同意書」を得るのではなく，「患者から同意書を求めてくるような仕組みを考えていこう」ということになる。実際にはそこまでもっていくのは困難ではあるが，それに近い状態，「それだったら，喜んでかかりつけ薬剤師の同意書に署名するわ」という状況を作り出そうという活動といえる。

　そこで，このマーケティングの視点を使ってかかりつけ薬剤師・薬局機能の本質ともいえるアウトカムを探っていくために，ビジネスモデル・キャンバスという手法を使って検討していきたい。

　ビジネスモデル・キャンバスとは，
①顧客セグメント，②価値提案，③顧客との関係，④チャネル，⑤収益の流れ，
⑥主要活動，⑦キーリソース，⑧キーパートナー，⑨コスト構造，
の9象限に視点を分けてビジネスモデルを考えていく手法である(図2-22)。

　ビジネスモデルの全体像やつながりを捉えやすいツールだ。9つの象限はバラ

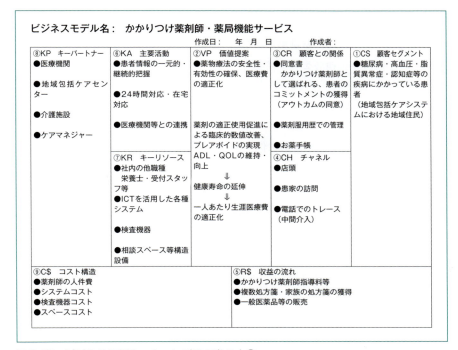

図2-22　ビジネスモデル・キャンバスの考え方①

第 2 章　かかりつけ薬剤師・薬局機能の本質とは？

バラにあるのではなく相互に関連しており，「顧客セグメント×価値提案のベースの構造」，「図の右側にあたる価値提案を提供する流れの構造」，「図の左側にあたる価値提案を作り出す構造」の 3 つに分かれている。

　まず「ベースの構造」としては，「顧客セグメント ⇒ 誰のために価値を創造するのか？　最も重要な顧客は誰なのか？」とその「価値提案 ⇒ 顧客にどんな価値を提供するのか？　このサービスの提供を受けると顧客にはどんな良いことがあるのか？」を明確にする。顧客セグメントについては，「すべての顧客・患者が対象なのに絞り込むのはおかしい…」という声を聞くことがあるが，多くの場合，顧客を絞り込まずに進めようとすると八方美人になりやすく，結果的に特徴のない当たり障りのない商品になって，結果的に選ばれないものになりやすい。逆に絞り込むと顧客のニーズがより鮮明になり，それに応える商品が提供できるようになると結果的に「尖った商品」となり，当初の絞り込んだ顧客はもちろんその周辺の顧客にも選ばれるようになることが多い。効果的にマーケティングを行うためには顧客セグメントを絞り込むことが重要なのだ。「誰にどんなメリットを提供しようとしているのか」を明確することが求められている。

　次に，「図の右側にあたる価値提案を提供する流れの構造」は顧客・市場に近い要素で，どのように顧客をセグメントし，どのような価値提案を提供するのか，その際に顧客とどのような関係性を作り，どのチャネルを通じて提供し，どのような収益を上げていくのかという流れを表したものだ。

　「図の左側にあたる価値提案を作り出す構造」は自社（自店）に近い要素で，その価値提案の質を維持して継続的に作り出せるように，どのような主要活動を行っていくか，その際にどのようなキーリソースを使って，どうキーパートナーと連携をしていくのか，それにいくらのコストがかかるかを表している。

　このような 3 つの構造で見える化をすることで，対象のビジネスへの働きかけのポイントを検討していくツールなのである。既存のビジネスモデルでは「その活性化を図るための施策は何か」や，新規のビジネスモデルであれば「競合に対する差別化要因をどこに求めるのか」といったことを検討していく。このビジネスモデル・キャンバスを使って，かかりつけ薬剤師・薬局機能を「マーケティングの視点」で見ていく。

3 かかりつけ薬剤師・薬局機能の本質を探る

(3) かかりつけ薬剤師・薬局機能のビジネスモデル・キャンバスを考える…その価値提案を明確にする

　かかりつけ薬剤師・薬局機能というサービスのビジネスモデルを表したのが図2-23である。この図は、「このシートだけが正解」ということではなく、あくまでも考え方の一例として捉えていただきたい。特に顧客セグメントを変えると内容は大きく変わってくる可能性が高い。

　まず「ベースの構造」を見ていきたい。顧客セグメントとしては、「糖尿病・高血圧・脂質異常症・認知症等の疾病がある患者」として、その価値提案を「薬物療法の安全性・有効性の確保」、「医療費の適正化」と設定した。顧客セグメントは『患者のための薬局ビジョン』、その「アクションプラン検討委員会」の提言した重点対象患者から、価値提案は図2-24にあるように厚生労働省が行政事業レビューの資料として内閣官房行政改革推進本部事務局に提出した「厚労省が目指す『かかりつ

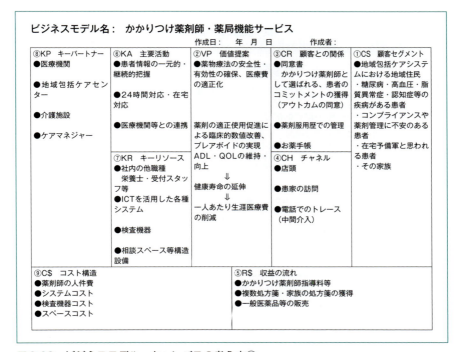

図2-23　ビジネスモデル・キャンバスの考え方②

薬剤師・薬局』」の中から抽出した。ただ，これだと価値提案の抽象度が少し高いので,「薬剤の適正使用促進による臨床的数値改善，プレアボイドの実現」,「ADL・QOLの維持・向上」と補足をつけた。それらを推し進めていくと「健康寿命の延伸」,「一人あたり生涯医療費の適正化」が究極的な価値提案といえるだろう。

「図の右側にあたる価値提案を提供する流れの構造」は，顧客との関係性を同意書にもとづいた「患者のコミットメントの獲得」で強化し，そのサービスを提供するチャネルとして「店頭・患家訪問・電話でのトレース等」を位置づけ,「かかりつけ薬剤師指導料」の算定や処方箋の一元管理の結果としての「複数処方箋獲得等」により収益を確保するといった流れとしている。

「図の左側にあたる価値提案を作り出す構造」は,「主要活動」として「患者情報の一元的・継続的把握」,「24時間対応・在宅対応」,「医療機関等との連携」と「かか

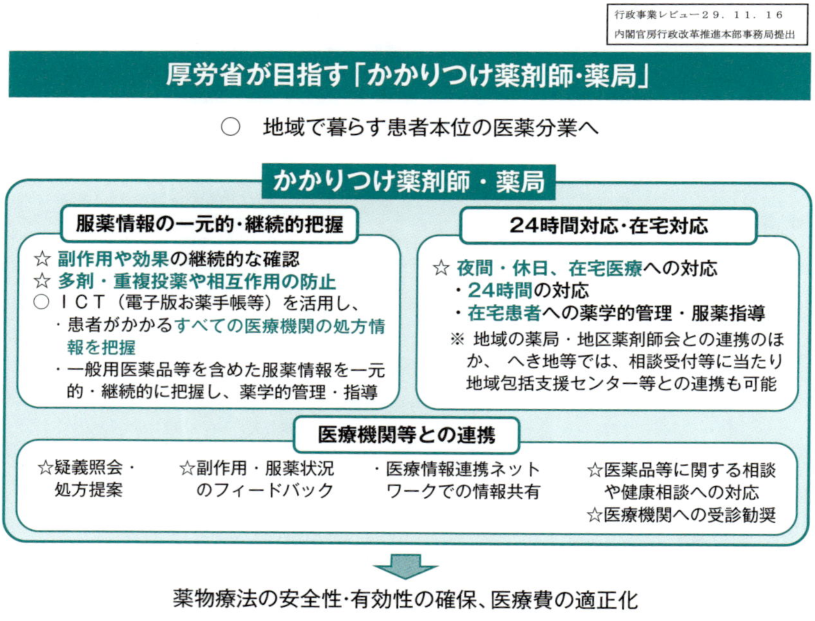

（厚生労働省「平成30年3月5日　平成30年度調剤報酬改定の概要　調剤」P.17, 2018）

図2-24　厚生労働省が目指す「かかりつけ薬剤師・薬局」

りつけ薬剤師・薬局（機能）」の3機能をあげ，それを実現するためのキーリソースを「社内（店内）人材と設備」，キーパートナーを「医療機関を始めとした他職種」を示し，それにかかるコストを列挙している。

　糖尿病の例で考えてみると，糖尿病予備軍・発症者を顧客セグメントとし，「透析にさせない，入院させない，在宅にさせない」という価値提案を提供し，そのための患者啓発のためのコミットメントを同意書獲得を通じて得，店頭や電話でのトレース，場合によっては患家訪問によって価値提案の実現を図る。その中身が主要活動であり，その裏付けとして社内（店内）のキーリソースやキーパートナーである医療機関等との連携を図っていくのである。

　図2-25は，日本大学の亀井美和子教授が弊社主催のセミナーで講演された際に活用した資料だ。この図にあるように，健康な人を予備軍や糖尿病を発症をさせないようにするのが，一次・二次予防で，そこから透析にさせない・入院させない・在宅にさせないというのが重症化予防にあたり，この重症化予防の一翼を担うのが「かかりつけ薬剤師・薬局機能」である。

　1カ月の透析治療の医療費は，「患者一人につき外来血液透析では約40万円，腹膜透析（CAPD）では30〜50万円程度が必要（一般社団法人全国腎臓病協議会

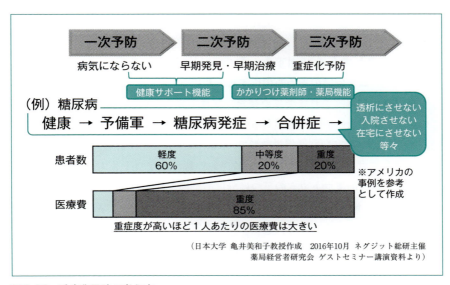

図2-25　重症化予防の考え方

第2章　かかりつけ薬剤師・薬局機能の本質とは？

ホームページより）」だそうだ。そうなると年間約400〜600万，入院や在宅になればそれ以上の医療費がかかるだろう。それを防ぐ，遅らすことができれば，そのメリットは大きい。アメリカの例からの推計値だが，糖尿病の患者の割合は軽度60％，中等度20％，重度20％の割合になるそうだ。これにかかる医療費となると重度で85％を占める。20％の重症患者の医療費がその全体の85％を占めるという2：8の法則を絵にかいたような数値になっている。中等度の患者に働きかけて，重度になる患者を減らすことができれば，大きく医療費を下げることができる可能性がある。前項で，「時間がない」という阻害要因があげられていたが，ある意味すべての患者をいきなり対象にする必要はない。こうした重点患者に効率的に対応できれば，大きなメリットを生み出せる。ここに「コストに見合ったメリットを生み出す」可能性がある。

　要するに患者に選ばれる薬局，かかりつけ薬剤師になるには，その対象顧客に合った価値提案を明確にして働きかける必要があり，それを実現するキーリソースをキーパートナーと連携した主要活動に求められている。かかりつけ薬剤師・薬局機能の本質が満たされているかどうかの分岐点も，このような価値提案を顧客に提供できているかどうかなのだ。そして，本項ではマーケティング用語である価値提案という言葉を使ってきたが，医療の世界ではこの価値提案に準じる言葉として使われているのがアウトカムなのである。

▶▶▶ ② アウトカムを創出する…真のアドヒアランスの実現へ

（1）アウトカムを価値のあるものにするために

　本書においても，これまでにたびたびアウトカムという言葉を使ってきたが，この言葉は重要なキーワードであるので改めてその定義・意味を確認しておきたい。一般的な意味では，「（通例単数形で）結果・成果」（英和中辞典：研究社）となる。日本薬学会では図2-26のように定義され，臨床的アウトカム，患者立脚型アウトカム，経済的アウトカムの三つに分けて整理されている。

　「臨床的アウトカム」は，各種検査値の改善度を示しており，客観的にとらえられるアウトカムである。薬局の場合では検査値の維持・改善に加え，プレアボイド（副作用，相互作用，治療効果不十分などを回避・軽減）の実現なども含めたほうが取り組みやすいと筆者は考えている。「患者立脚型アウトカム」は，患者の主観的な評価指標を重要視している。ADLやQOLの向上，主観的な健康状況，治

療に対する満足度などが含まれている。「経済的アウトカム」は総コストや利用率，対費用効果等を指す。突き詰めると一人あたり医療費の適正化につながっていく。

アウトカムと似た言葉に「アウトプット」という言葉があるが，アウトカムとの違いもしっかり把握しておいてほしい(**図2-27**)。

一般的には，インプット＝入力に対するアウトプット＝出力として位置づけら

治療的介入あるいは危険因子への曝露の及ぼす影響のことであり、臨床的アウトカム、患者立脚型アウトカム、経済的アウトカム、に分類される。

臨床的アウトカム
各種検査値の改善度を示す。罹患率・死亡率・生存率、合併症の発生率、緊急入院の発生率などの客観的評価である。万人に共通の指標であり、異なる群間の比較や、異なる治療介入による効果の比較に活用しやすい。

・検査値の維持・改善
・プレアボイドの実現
　(副作用、相互作用、治療効果不十分などを回避・軽減) 等

患者立脚型アウトカム
患者の主観的な評価指標を重要視している。健康関連QOL(生活の質)の向上、主観的な健康状況、治療に対する満足度などを含む。急速に進む高齢化と急性疾患・慢性疾患の増大により、近年これが重視されるようになってきた。

・ADLの維持・改善
・QOLの維持・向上
・健康寿命の延伸　等

経済的アウトカム
総コストや利用率、対費用効果等をさす。近年、医薬品の費用と効果、いわゆる医療経済評価に対する議論が高まりつつある。

・一人当たり生涯医療費の削減　等

(日本薬学会ホームページ「薬学用語解説」を参考に作成)

図2-26　アウトカムとは？

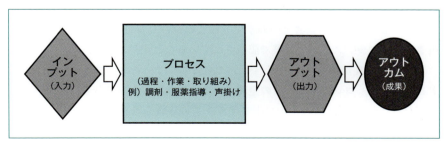

図2-27　アウトプットとアウトカム

第2章　かかりつけ薬剤師・薬局機能の本質とは？

れる。何らかの作業や取り組みの実施の結果，創出されたものがアウトプットで，提供者からみたもの。アウトカムは結果・成果なので受益者からみたものとなる。かかりつけ薬剤師で考えた場合，薬剤・そこで働く人材・設備等がインプットで調剤や服薬指導といった取り組みはプロセスにあたり，調剤された薬剤や服薬指導の説明の内容等がアウトプット，それによって得られる検査値の改善・プレアボイド（臨床的アウトカム），ADLやQOLの向上（患者立脚型アウトカム），残薬調整による薬剤削減額（経済的アウトカム）がアウトカムということになる。このアウトカムは医療業界でも病院ではかなり一般的に使われているが，保険薬局においてはまだまだ日常的に使われるところまで至っていない。そのこともあってか，「この患者のアウトカムは？」と聞いた際にアウトプットやプロセスと混同するケースがしばしばみられる。以前，薬局の現場で「かかりつけの薬剤師機能のアウトカムは？」と尋ねた際に「薬剤の一元管理」，「検査値を使った服薬指導」，「24時間対応」といった答えが返ってくることがあった。しかしながら，これらは正確にはアウトカムではなくプロセスにあたるものだ。この区別をしっかりするようになってほしい。

　かかりつけ薬剤師・薬局機能というプロセス・働きかけを価値のあるものにするには，その結果・成果であるアウトカムが価値あるものであることが必要だ。そのためには，個々の患者に対し，価値あるアウトカムが何であるかを明確に意識して業務に取り組むことが重要なのである。

(2) 真のアドヒアランスを実践する

　それでは，そのアウトカムを明確に意識して業務に取り組むためには何が必要か。そのためのもう一つのキーワードがアドヒアランスである。アドヒアランスという言葉は現場でもよく使われる言葉で，2018年度改定議論の過程においても中央社会保険医療協議会を始め厚生労働省の資料でもよく目にした（そこでは服薬アドヒアランスという言葉で記載されていることが多かった）。

　図2-28は慶応大学のホームページに記載されているコンプライアンス，アドヒアランス，コンコーダンスの定義である。この内容を見て読者はどう感じられただろうか？　実はこの中のアドヒアランスの定義を最初に筆者が見たときには「現場で使われている意味と微妙に違う」と受け取った。というのは，筆者がよく現場で耳にしたアドヒアランスという言葉は「コンプライアンスは，医療従事

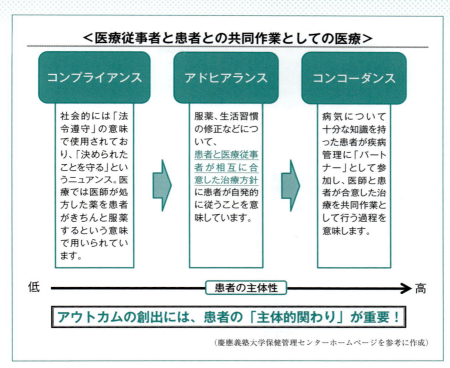

図2-28　医療従事者と患者との共同作業としての医療

者が権威的に患者に対して服薬順守を求める」ことであり「アドヒアランスは医療従事者が患者と同じ目線に立ち服薬遵守を支援する」といったニュアンスでの区別があった。医療従事者と患者に「対等感」は示されたが，ここにある「患者と医療従事者が相互に合意した治療方針」といった概念は感じられなかった。このような定義でアドヒアランスという言葉を日常的に現場で使っている薬局は世の中にそれほど多くはないのでないかと筆者は考えている。患者と治療方針（服薬管理の方針）を合意している薬剤師・薬局はどの程度存在をしているだろうか？　方針という限り，そのなかには目標，言い換えるとアウトカムが含まれているはずで，患者とその服薬管理のアウトカムの合意をしてその支援をしている薬剤師・薬局はどれくらいあるのか？　そのような疑問を筆者は感じている。

　ここで改めて考えてみると，「かかりつけ薬剤師指導料」の求めている患者との同意はこの「服薬管理の方針の患者との同意」，「その際のアウトカムの同意」と連

第2章　かかりつけ薬剤師・薬局機能の本質とは？

（別紙）

かかりつけ薬剤師指導料（かかりつけ薬剤師包括管理料）について＜説明用資料＞

薬の情報の一元的・継続的な把握
- ○　医療機関や当薬局以外でもらった薬がありましたら、その内容を薬剤師にお申し出ください。旅行など特別な場合を除き、原則として、処方箋は当薬局にお持ちください。かかりつけ薬剤師が薬局にいる時間は勤務表にてご確認ください。
- ○　使用している市販薬や健康食品などもあれば、併せてお知らせください。

かかりつけ薬剤師による薬の説明や指導　　※薬剤師名（　　　　　　　　　　　　　）
- ○　医療機関を受診したり、ほかの薬局を利用される際には、「かかりつけ薬剤師」を決めていることをお伝えください。
- ○　当薬局の連絡先や薬剤師名が記載されているお薬手帳を提示していただくと便利です。
- ○　やむを得ない理由により「かかりつけ薬剤師」が対応できない場合は、ほかの薬剤師が責任をもって担当いたします。

お薬手帳
- ○　お薬手帳を忘れずにご持参ください。
- ○　医療機関を受診したり、ほかの薬局を利用される際にも、その手帳を提出してください。

処方医との連携
- ○　薬の使用中に気になることがありましたら、必ずお申し出ください。医師へ連絡するなど、適切に対応します。

開局時間外の対応
- ○　緊急時などのお問い合わせにも24時間対応します。
- ○　お薬手帳に記載してある電話番号にご連絡ください。

調剤後の対応
- ○　薬の使用状況の確認が必要な場合や、重要な情報を入手した際には、当薬局からご連絡します。

残薬の整理
- ○　使用せずに残った薬や使用方法がわからなくて困っている薬がある場合は、お気軽に当薬局へお持ちください。

費用
- ○　かかりつけ薬剤師指導料（73点）に要する費用は、3割負担の場合約220円です（※現在のご負担（薬剤服用歴管理指導料）との実際の差額は、約60円または約100円程度の増）。
- ○　かかりつけ薬剤師包括管理料（280点）は3割負担の場合840円ですが、調剤基本料と調剤料のご負担は生じません。
- ○　かかりつけ薬剤師が対応できない場合は、薬剤服用歴管理指導料（41点または53点）を算定します。

　　　　　　　　　　　　　　　　　<u>※　同意はいつでも取り下げることができます。</u>

図2-29　かかりつけ薬剤師指導料の患者説明用資料

3 かかりつけ薬剤師・薬局機能の本質を探る

携させていくことが，その本質を推進するうえで重要なのではないか。かかりつけ薬剤師・薬局機能の強化を推進するということは,「真のアドヒアランス」を推進していくことにほかならないのではないか。

　今回の改定で,「かかりつけ薬剤師指導料」の同意書の様式が厚生労働省から提示され，説明の際の資料例(図2-29)も提示された。このなかには，かかりつけ薬剤師として患者に提供することも書かれているが，それに加えて「医療機関や当薬局以外でもらった薬がありましたら，その内容を薬剤師に申し出てください」を始めとして，患者に薬局に対してお願いすることがいくつか列挙されている。同じ目線に立って「薬物療法の安全性・有効性の確保」のために患者への啓発・協力を依頼していこうというものである。残念ながら，その患者特有のアウトカムを説明するまでの内容にはなっていないが，患者に本気になってもらうためにはその説明及び同意は不可欠だ。

　患者と服薬管理の方針・アウトカムの同意の獲得により「真のアドヒアランス」を通じてかかりつけ薬剤師・薬局機能の強化に取り組んでいくことがポイントの一つだ。

▶▶▶ **③ ビジネスモデル「かかりつけ薬剤師・薬局機能」をデザインする**

　以上のことを踏まえて，こうした考えを現場にどう反映させて具体的に進めていくのかをみていきたい。図2-30は,「組織の成功循環モデル」といわれるものである。組織を継続的に成功させていくには,「関係の質」,「思考の質」,「行動の質」,「結果の質」の関係を見て，それを悪循環ではなく好循環で回るように働きかけていく必要があるという考え方だ。

　例えば，悪循環に陥っているケースでは，●成果・業績が上がらない(結果の質)⇒●対立が生じ，押し付け，命令・指示が増える(関係の質)⇒●創造的思考がなくなる，受け身で聞くだけ(思考の質)⇒●自発的・積極的に行動しない(行動の質)⇒●さらに成果が上がらない(結果の質)⇒●関係がより悪化し，なすり合い，自己防衛に陥る(関係の質)といった状況になっている。

　また，好循環のケースでは，●互いに尊重し，結果を認め，一緒に考える(関係の質)⇒●気づきがあり，共有され，当事者意識をもつ(思考の質)⇒●自発的・積極的にチャレンジ・行動する(行動の質)⇒●成果が出てくる(結果の質)⇒●信頼関係が高まる(関係の質)⇒より良いアイデアが生まれる(思考の質)といった構

第2章　かかりつけ薬剤師・薬局機能の本質とは？

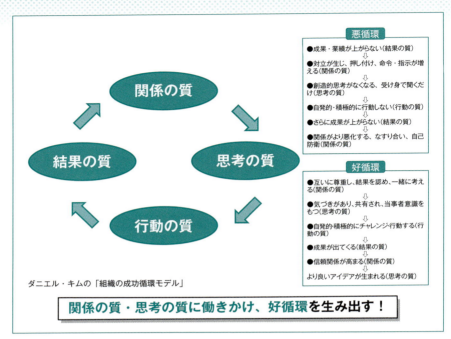

図2-30　組織の成功循環モデル

造が構築できている。

　悪循環に陥らずに好循環を構築していくには，「関係の質」と「思考の質」にレバレッジ（てこ）をかけていくことが重要だと一般的にいわれている。そこで，弊社が薬局の支援をする際に，まずはこの「関係の質」と「思考の質」に働きかけていくためワークショップスタイルでの検討を行っている。

　このかかりつけ薬剤師・薬局機能の強化を進める際にこの手法をいくつかの薬局で活用した。その際のプログラム例が図2-31だ。このワークショップは次のような手順で進めていった。

　まずは，相互の関係づくりと認識レベルのすり合わせのためにクイズ形式でかかりつけ薬剤師・薬局機能の理解を確認しあう。この際に，「わかっているつもり」（ダウンローディング状態）と「人に説明できる」の違いを実感してもらう。

　次に，数名のチーム単位でビジネスモデル・キャンバスを作成し，特に顧客セグメントと価値提案（アウトカム）を明確にする。ここで論理的にサービス全体の

3　かかりつけ薬剤師・薬局機能の本質を探る

時刻	テーマ	形態	内容	進行
18:00	1.オープニング	講義	オリエンテーション	講師
		ワーク	チェックイン	全体
18:30	2.かかりつけ薬剤師・薬局をどうみるか？	講義	ワーク説明	講師
		ワーク	薬局ビジョン・かかりつけ薬剤師・薬局クイズ	グループ
		講義	説明	講師
19:50	休憩			
20:00	3.価値提案とプロセスを考える～ビジネスモデルデザイン	講義	ビジネスモデルキャンバスとは？	講師
		ワーク	かかりつけ薬剤師・薬局機能サービスのビジネスモデルを考える	グループ
		講義	説明	講師
21:20	4.クロージング	講義	振り返り	講師
		リフレクション	本日の気づきと学び	全体
22:00	1日目終了予定			

時刻	テーマ	形態	内容	進行
9:00	1.オープニング	講義	オリエンテーション	講師
		ワーク	チェックイン	全体
9:30	2.かかりつけ薬剤師・薬局のプロトタイプ	講義	ワーク説明	講師
		ワーク	かかりつけ薬剤師・薬局のプロトタイプを考える①	グループ
10:40	休憩			
10:50	つづき	ワーク	かかりつけ薬剤師・薬局のプロトタイプを考える②	
12:00	昼食			
13:00	3.かかりつけ薬剤師・薬局サービスデザインを考える	講義	サービスパス服薬支援計画とは？	講師
		ワーク	服薬支援計画の検討	グループ
14:20	休憩			
14:30	4.クロージング	振り返り	説明	講師
		リフレクション	本日の気づきと学び	ペア
15:00		挨拶		

図2-31　ワークショップのプログラム例

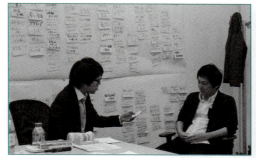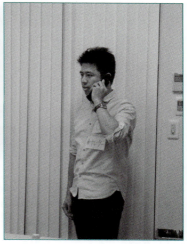

写真2-1　かかりつけ薬剤師・薬局のプロトタイプを考える

つながりを整理し，その価値の理解を促進する。
　加えて，理屈だけの理解だとその実践の際にブレーキがかかることがあるので，その内容を体感するために，プロトタイプ（試作品）として，各チームが作成したかかりつけ薬剤師・薬局機能のビジネスモデル・キャンバスをベースにその「アウトカムを患者が体験できる場面」を寸劇で表現してもらう（**写真2-1**）。

そうして得たことを一過性ではなく，継続的に提供できるようになるために図2-32を参考に服薬支援計画に落とし込んでもらう（服薬支援計画の事例は第3章参照）。こうすることにより，具体的な実践に移せるようにする。これをもとに現場で取り組み，その結果を踏まえながら，修正をかけ，一定の手応えが得られればその標準化を図っていく。

このワークショップの参加者の声として「ただかかりつけ薬剤師として同意をもらうのではなく，対象になる方にはどういうメリット・アウトカムがあるか理解してやっていかないといけないと思う」，「薬剤師主体になってかかりつけ薬剤師を考えていたような気がします。患者主体で，患者にとってどのようなメリットがあるのか，ということを考えて，かかりつけ薬剤師を改めて考えていきたいです」，「『サービスデザインを考える』で行ったことは，対象患者のアウトカムに向けた取り組みに用いる以外に普段の薬歴作成や他の患者に対しても応用して使えるものだと感じました」といったことがあがってきた。

もちろん，この方法だけが唯一のものではないが，実際に現場で進めていくにはスタッフ全体を巻き込んでの取り組みが重要なので，そもそもの背景・理由の理解（why）と具体的にどうするか（what & how）を，論理と感性の両面で理解し

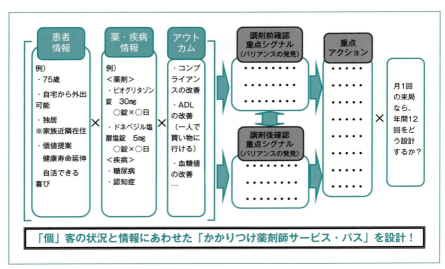

図2-32　かかりつけ薬剤師指導料サービスのデザイン

共有することが重要である。

　本節では，かかりつけ薬剤師・薬局機能の本質を深めるためには，患者の状況にあわせたアウトカムを創出することを目指して働きかけをしていくことの重要性を確認した。次章ではその現場での取り組みを事例を紹介しながらみていきたい。

第2章　かかりつけ薬剤師・薬局機能の本質とは？

まとめ

第2章　かかりつけ薬剤師・薬局機能の本質とは？

1 かかりつけ薬剤師・薬局機能の要件

⇒●かかりつけ薬剤師の要件は，（2016年度改定ほぼ継承）

3年以上の薬局勤務経験

当該薬局に週32時間以上勤務・1年以上在籍，

薬剤師認定認証機構が認証している研修認定，

地域活動の取り組みに参画

●かかりつけ薬剤師指導料のサービス内容は，8項目で構成

が追加

●その他のかかりつけ薬剤師機能の内容も包括しているのが，「かかりつけ薬剤師指導料」

2 かかりつけ薬剤師の取り組みの推移

⇒●かかりつけ薬剤師の薬局の届け出は半数強，処方箋枚数に対する算定は1％強という状況

その算定状況は薬局により二極化…月9回以下約7割，月100回以上約1割（特例除外対象薬局は約200店舗）

●その他のかかりつけ薬局機能（重複投薬・相互作用等防止加算，外来服薬支援料，服薬情報等提供料）は2016年度改定後急増

●大手チェーンも，当初の量（同意件数・算定回数）の追求から質（残薬調整額や重複投薬の実績等）も意識へ

●量の追求だけでなくアウトプット（実績）アウトカムを満たすという本質が求められる

3 かかりつけ薬剤師・薬局機能の本質を探る

⇒●取り組みに踏み出せない理由を払拭するためにも「アウトカムの創出」の理解を深めることが重要

●「アウトカムの創出」にはマーケティングの視点をもつことが効果的

そのために，ビジネスモデル・キャンバスという手法を活用し

顧客セグメントに対するアウトカム（価値提案）を明確にする

●かかりつけ薬剤師・薬局機能のアウトカム（価値提案）は，

3 かかりつけ薬剤師・薬局機能の本質を探る

薬剤師の適正使用促進による臨床的数値改善，プレアボイドの実現(臨床的アウトカム)

ADL・QOLの維持・向上(患者立脚型アウトカム)

究極的に，健康寿命の延伸(患者立脚型アウトカム)

一人あたり生涯医療費の適正化(経済的アウトカム)

⇒●「アウトカムを創出」するために，

真のアドヒアランスの推進がポイント

●その実践のために，薬局内の「関係の質」，「思考の質」の改善・改革を図り，「行動の質」と「結果の質」の向上の実現を目指す

第3章

かかりつけ薬剤師・
薬局機能推進の
成功のポイントとは？

第3章 かかりつけ薬剤師・薬局機能推進の成功のポイントとは？

1 アウトカムを生み出すための取り組み例

　前章までお伝えしてきたように，2016年度改定においてかかりつけ薬剤師・薬局機能の強化が推進された背景には「コストに見合ったメリット」が求められており，本質的には「アウトカムの創出」が必要とされる。その内容の一つが「服薬管理を通じた健康寿命の延伸」であり，このことは口で言うのは簡単ではあるが実行するとなると一筋縄ではいかない。そこで本章では，第一節・第二節で「服薬管理を通じた健康寿命の延伸」につながる「アウトカムを創出」する「患者（患者予備軍）を巻き込んだ取り組み」を，第三節ではそれらを目指した「薬局現場での取り組み」を紹介し，かかりつけ薬剤師サービスのアウトカム創出実現の成功ポイントを模索したい。

▶▶▶ ① PIIS（薬剤師中間介入研究）
　　　〜「中間介入」による服薬状況・病状の改善のための取り組み〜

（1）概　　要

　PIISとは，「Pharmacist Intermediate Intervention Study（薬剤師中間介入研究）」の略である。「患者が次回受診するまでに薬剤師が中間介入することで，服薬状況や病状の改善・信頼関係の向上などに，どう貢献するかの研究」となり，「長期処方の患者に対し，次回受診までの間に薬剤師が中間介入して効果を確認し，そのなかで医師・患者と信頼関係を構築し，より責任をもって服薬管理を行う」ことで，「地域医療での薬剤師の貢献度合いを定量的なエビデンスを示すことで見える化する」といった取り組みである（図3-1）。

　具体的には
　・次回受診までの間に状態が悪化した
　・長期投与の間に薬が過剰に作用した
　・服薬中断中に状態が悪化した
　・状態が変わっても次回診察日まで受診を控えた

1 アウトカムを生み出すための取り組み例

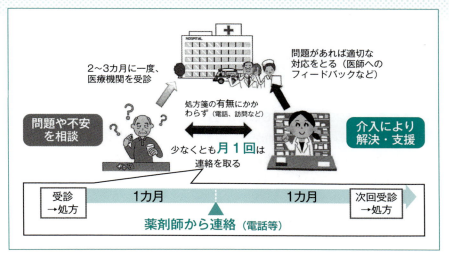

図3-1　PIISの概要

といった問題に対して，
- ・電話での状況確認やアドバイスを行う
- ・他科受診等で来局した患者へ状況確認やアドバイスを行う
- ・患家へ訪問し，残薬調整等を行う

といった「中間介入」を行うことで改善を図っており，長期処方が原因と考えられる問題事例の改善を意図している。

(2) 対象患者…長期投薬・生活習慣病患者を対象

　PIISを効果的に進めるために，薬剤師が中間介入を行うことでメリットを与えることができると考えられる患者を対象者として選択している。条件として①処方日数が36日以上②年齢が40歳以上③高血圧，脂質異常症，糖尿病，いずれかの薬を服用している，といった点があげられる。

(3) 研究のスケジュール…2016年11月までの1年目の成果を中間集計

　本研究は，薬剤師業務について定量的エビデンスを作るために2013年11月からパイロット研究を，2015年5月からは10年間のフォローを目標として本調査を行っている。現在追跡調査を継続中であるが，本調査開始から2016年11月ま

第3章 かかりつけ薬剤師・薬局機能推進の成功のポイントとは？

での追跡1年目の成果について中間集計を行い，2017年3月12日に①追跡約1年目の症例評価②参加薬局の行動変化③次年度に向けた研究検討について，中間評価発表が行われた（結果については後述）。また，2017年7月以降は一部条件を変更し，新PIIS（PIIS－Ⅱ）として再スタートしている。

(4) 参加薬局…129薬局・158患者が登録

2015年5月以降の本調査開始から，参加薬局は全国に及んでおり，薬局数にして参加は129薬局（4薬局中止），患者登録薬局は56薬局，登録患者数は158名（16名中止）となっている。(2017年2月8日現在)

(5) 登録患者の背景…70歳代が60%強

登録患者（n=158）の属性として，年齢では70歳代が65人で40%強と最も多く，60歳代から80歳代の合計で141人となり90%弱と大半を占めた。男女別では男性が89人，女性が69人となり，男性比率が高くなった。基礎疾患別では，高血圧症患者が116人となり最も多く，複数疾患をもつ患者も多くなっている。処方

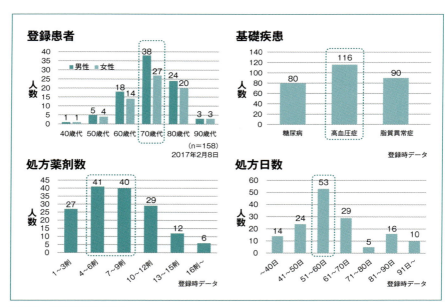

図3-2　登録患者の背景

薬剤数は，4～6剤，7～9剤がそれぞれ41人，40人となり最も割合が多く，16剤以上の患者数は6人となり少なくなっている。処方日数に関しては，51～60日が53人となり最も多くなっている(図3-2)。

また，患者選定の際の「登録理由」(重複回答あり)としては，「服薬状況に懸念があるから」が90人となり，最も多かった。

「追跡により期待すること」(重複回答あり)としては，「服薬状況の改善」が84人と最も多く，次いで「治療効果の向上」が81人で多かった(図3-3)。

(6) 評価方法…患者・薬剤師の変化を評価

取り組みの評価は以下に基づいて行った。
- 目　　　的：PIISによる薬剤師中間介入の評価(約3カ月～1年間)を行う
- 調 査 方 法：調査票による調査(郵送またはe-mail)
- 調査内容1：患者評価調査……各症例の評価(患者登録した薬局薬剤師のみ)
- 薬局評価調査2：薬局評価調査……薬局の取り組みや行動変化を調査(登録した全薬局)

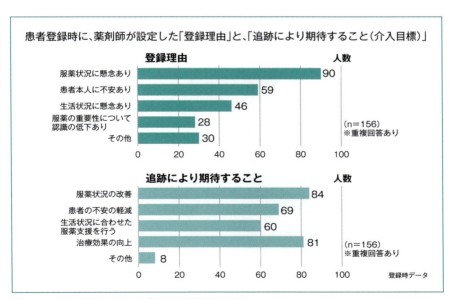

図3-3　患者の「登録理由」と「追跡に期待する」こと

第3章 かかりつけ薬剤師・薬局機能推進の成功のポイントとは？

- 調査対象：参加薬局の薬剤師（登録患者に主に関わっている薬剤師）
- 評価対象：登録後3カ月以上経過した症例
- 評価方法：薬剤師が患者登録時に設定した「患者の登録理由（問題点）」に対して追跡調査を行い、改善の判定を薬剤師自身が評価した
- 調査時期（調査票配布～回収期間）：2016年11月5日～11月21日頃
- 回答率1：患者評価調査89％（140/158症例）
  （中止は16例だったが、中止まで3カ月以上経過していたため中止症例も評価）
- 回答率2：薬局評価調査74％（93/125薬局）
  （参加薬局は129薬局であったが、中止4薬局には実施せず）

（7）取り組み評価…改善のあった事例では6カ月以内に改善効果が創出

　薬剤師の介入により、「期待する効果（患者の問題点）」が改善した割合は図3-4のとおりとなった。特に、「患者の不安の軽減」に対しては、「やや改善」と「ほぼ改善」と評価された割合が90％と高くなっている。

　「改善（やや改善及びほぼ改善）」と評価された患者数は58症例であった。各症例において改善までに要した期間は、25％が1カ月目で改善、60％が3カ月目で改善し、90％が6カ月目で改善したという結果になり、それぞれ1カ月、3カ月、

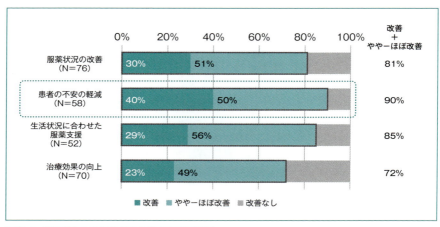

図3-4　薬剤部の介入効果〔患者の改善評価〕

6カ月において多くの患者が改善する傾向がみられている(図3-5)。
　改善に至らなかったケースの理由としては,「期待する効果」別にそれぞれ次のように報告された。

「服薬上の改善」について
・服薬コンプライアンスは一貫して良好だったため
・多剤併用で服薬状況に懸念があったが,追跡は良好だったため,改善度は変わらず
・他疾患があり,体調を崩すことが多く,思うように服薬状況の向上が図られなかった
・介入後も自己判断で服用しないことがあった
・がんが悪化して抗がん剤が効かなくなってきたため,高血圧,糖尿病,高脂血症の話ではなくなってしまった

「患者の不安の軽減」について
・患者が治療に対して関心をもたず,高血圧以外は健康そのもので不安など訴えもなかった
・不安軽減という判断が難しい

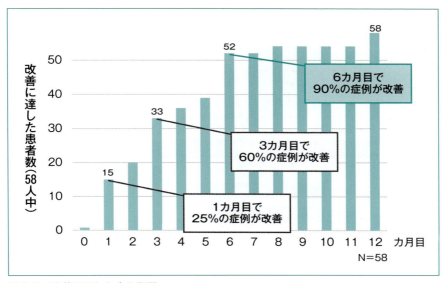

図3-5　改善に要した介入期間

第3章 かかりつけ薬剤師・薬局機能推進の成功のポイントとは？

「生活状況にあわせた服薬指導」について
・食事，運動指導するも，本人意識で改善せず
・生活状況にあわせた服薬支援を行わなかったため

「治療効果の向上」について
・食事療法ができていない患者のため，食生活に注意するよう指導したが，HbA1cは悪化する一方だったため
・調査前の検査値から改善がみられていなかった

「その他」
・途中で来なくなり，評価ができなかった

　また，患者だけでなく，参加した薬局と参加していない薬局を比較すると，図3-6，3-7のように薬剤師にも意識や行動の変化に差異がみられた。双方の薬局において「薬剤師の患者への関心度の変化」，「患者の疾病等について勉強及び調べる時間」について「やや高まった」，「やや増えた」との回答は，同程度の割合での回答となっている。しかしながら「高まった」，「増えた」との回答については，患者登録を行った薬局において，患者登録を行っていない薬局と比較して，多数の

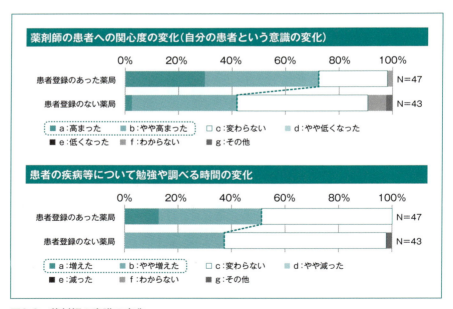

図3-6　薬剤師の意識の変化

1 アウトカムを生み出すための取り組み例

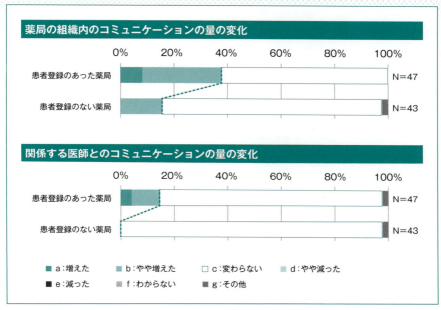

図3-7　周囲とのコミュニケーション量の変化

回答がみられた。また薬局組織内や医師とのコミュニケーションを問う項目については，「増えた」，「やや増えた」との回答割合が，患者登録のない薬局に比べて患者登録があった薬局において，高い傾向がみられた。

(8) 介入により改善された具体的事例…服薬状況改善・食生活改善・不安に寄り添った事例

この取り組みの理解を深めるために具体的事例として，たむら薬局(東京都練馬区)の田村憲胤氏(有限会社ファルマ代表取締役)の介入事例を紹介する。

1）登録に至るまでの経緯と介入目標

Aさんは，70代の女性，疾患として，糖尿病，高血圧症，脂質異常症，狭心症，不整脈があり，2015年8月にPIISに登録した。独居でパートタイムの仕事をしていたが，拡張型心筋症，大動脈剥離と診察され，運動を控えるように医師から指示されたため，仕事ができなくなり，退職し生活保護を受給するに至っている。そのため，金銭的に野菜中心の食事が厳しく，即席の食品が中

第3章　かかりつけ薬剤師・薬局機能推進の成功のポイントとは？

心になっており，糖尿病ではあるが食事では糖質の多いものをついつい食べてしまう傾向にあった。

登録までの治療経過としては，2015年4月に狭心症で入院。以前より近隣の内科を受診していたが，入院以降は疾患の状態から手に負えないと近隣内科より総合病院に紹介されている。

仕事が忙しいため受診ができないとの理由から，40日分の処方であったのにもかかわらず受診できないなど，以前からコンプライアンス不良であった。狭心症で入院後，総合病院に紹介されてから数カ月は処方日数が短かったが，2015年8月から65日分の処方となったため，<u>正しい服薬継続の懸念から介入が必要</u>と判断しPIISへの登録に至った。

Aさんの追跡介入目標を"服薬状況の改善"として，服薬の重要性をきちんと認識してもらいコンプライアンスとアドヒアランスを高めることに加えて，狭心症などで運動ができないので，特に"食生活の改善"を掲げていた。また，背景には薬を飲むことや病気への不安があり，"患者の不安に寄り添った介入"に努めた。

2）薬剤師による介入内容

◆服薬状況の改善（インスリンの使用意義を説明し，注射の不安に寄り添う）

2016年6月に，医師がAさんに対してインスリン注射の使用を提案したが，「医師の簡単な説明でやれと言われるのは嫌」と納得せず，インスリンを使うと"最後通知"のような気がすると言って拒否していた。注射を刺す痛みへの恐れもあったようだ。そのため，このときはフォシーガの追加（グリメペリド減量）で様子をみることになった。

そこで田村氏はAさんに，服用中のグリメピリドの薬理作用を説明のうえで，膵臓が疲弊しているので血糖コントロールにはインスリン注射が一番効果的であることを繰り返し説明した。その結果，Aさんの気持ちが変わり，使用を納得してくれた。

次に受診した7月には，インスリン使用の覚悟を決めたAさんに対して，田村氏は慎重かつ丁寧に，注射の使い方や食事のタイミングにあわせた打ち方を繰り返し指導した。

その後の数カ月は針を刺すときに腹部が痛いとの訴えがあり，心配で状況をよく聞いてみると，痛いので，薬液がすべて入る前に針を抜いてしまっていることが発覚し，血糖値も改善がみられていなかった。

来局時だけではなく電話や訪問などでの11カ月にわたる中間介入により，インスリン注射に対する不安感を少しずつ取り除き，痛みで別の場所に打ち直すこともあったが，何とか打てるようになってきた。

最近（2017年4〜5月頃）の状況を聞くと，投与単位が増えたため，握力の問題もありフレックスペンでは押しきれなくなっているとのこと。そのため，患者を通じ医師にフレックスタッチの処方提案を行う。現在は，フレックスタッチで血糖値をコントロールしている。

◆ 食生活の改善（食生活への介入）

食生活は，金銭的に野菜中心の食事が難しく，即席の脂っこい食事が中心だった。また，親族との関係でストレスがあり，深夜にドカ食いをしたり，虫歯で歯がほとんどないため，咀嚼ができず満腹感が得られにくいなど，問題が多かった。そのため，野菜，おかず，ご飯の順で食べるように指導し，体に良いとよく飲んでいた野菜ジュースについては，商品によっては糖分が多いことを説明し，飲みすぎに注意するよう促した。そして，歯を治療するようになるまでは，ゆっくり時間をかけた食事を勧めた。そのほかには，食事せんや食事レシピを用いて指導したり，深夜の食事を避けるよう助言するなど，Aさんの状況に合わせた介入を繰り返し行った。

◆ 患者の不安に寄り添った介入

Aさんの生活環境を考慮した処方薬の飲み方や，貼付剤を貼るタイミングなど保険医療での介入はもちろんのこと，食品やOTCなどを取り入れた提案も行った。例えば，Aさんが風邪で家から動けず，ほとんど食事ができていないと連絡があった際には，経口補水液（OS-1）などの栄養食を持参して訪問することもあった。血糖値の上昇を抑える「サラシノール」など勧めたいものもあったが，金額面などの状況も考慮して，今は「コバラサポート」という1本200円程度の比較的安価な商品を，栄養のサポートとして提案している。

◆ 今後の課題と指導方法

介入することで，悩みは解決しているようにみえるが，ときどきインスリン注射がうまくいかなかったり，食生活の乱れが再燃することもあり，今後の課題として，血糖値（HbA1c）のコントロールを想定している。今後は歩いたり自転車に乗るなど軽い運動もあわせながら，これまでどおり正しい使い方の確認と指導を引き続き行う予定である。

第3章　かかりつけ薬剤師・薬局機能推進の成功のポイントとは？

(9) 薬剤師に期待される行動と課題

これらの取り組みを踏まえ，今後期待される行動と課題を次のようにまとめている。

1）薬学的観点からの介入に加えて，病気や生活関連の指導を行う

受診時の医師による説明後，患者の病識及び薬物治療や生活習慣改善の必要性についての理解が不十分な場合，薬剤師が説明や指導を行い，患者の行動を変えていくことが必要となる。

今後の課題として，医師との治療計画などの連携を行うことがあげられる。

2）コミュニケーションに時間をとり患者の「真の問題」と対峙する

服薬指導だけでなく，患者の話に耳を傾けることで，残薬として顕在化していた問題から，潜在的な問題がわかり，解決が進む。

今後は，調剤業務に追われるなか，いかに「聴く時間」を確保するかが課題である。

3）副作用や効果がみられていない患者への対応…医師との連携

副作用を早い時点で発見し対応することができたが，医師との連携（症例カンファレンス）や処方提案はあまりみられなかった。

今後は，時系列に推移する副作用の初期症状などの情報をいかにタイムリーに共有するかが課題である。

4）その他

副作用等で飲めなくなった残薬（飲み残しではなく）への対応（例：分割調剤）を行っていくことも，今後の課題である。

(10) PIIS－Ⅱについて…次のステップへ

PIISの取り組みは，一部変更を加え2017年7月からPIIS－Ⅱとして再スタートした。PIISからの変更点は大きく以下の2点があげられる。

1）対象患者について

高血圧・糖尿病・脂質異常症の薬物治療中の患者から，慢性疾患で長期治療中またはその見込みがある患者（在宅患者は除く），と変更された。

2）介入タイミングについて

30日以内に1回（原則，受診と次回の受診の間）から，原則処方と処方の間に介入を行うが，問題解決後，薬剤師が中間介入の必要性を感じない場合，処

1 アウトカムを生み出すための取り組み例

方箋持参時の状況確認も可能，と変更された。

また，2017年9月現在の参加薬局は95薬局，登録済患者は21名となっている。

▶▶▶ ② HORP（保険者連携プログラム）
～保険者と連携した健康増進の取り組み～

HORPとは薬事政策研究所（以下薬研）が推進する「保険者連携プログラム（HOkensha Renkei Program）」の略であり，薬局と保険者（健康保険組合，協会けんぽ，国民健康保険）が連携し，保険加入者の健康増進に取り組む活動である。参加薬局（薬剤師）は，保険者の要望に応じた「健康増進を意図した健康相談サービス」をその保険者が指定した対象者に対し提供し，その対価として収入を受け取るという取り組みである。

(1) HORPの狙い…「三者よし」の取り組み

本プログラムの狙いとして，

＜対象者本人にとって＞

健康相談サービスを受けることで，健康増進や服薬治療効果向上が期待されること，またそれにより，保険者にとっては，対象者の将来の疾病リスクや重症化リスクを低減し，あるいは服薬治療の効果を向上させることで，現在及び将来の医療費を抑制すること

＜この事業を実施する薬局にとって＞

地域住民である対象者に対して，当薬局を「地域の健康相談ステーション」と印象付ける機会となり，地域基盤や顧客基盤の拡大のきっかけとなること

＜保険者にとって＞

保険加入者内の対象者が健康増進の取り組みを専門家である薬剤師の支援のもと行うことで，より高い効果が得られ，最終的に医療費の適正化が期待されるといったことがあげられる。

(2) 実際の取り組み内容

1）HORPの実施フロー

HORPの流れとしては次のとおり。

111

第3章　かかりつけ薬剤師・薬局機能推進の成功のポイントとは？

◆保険者が加入者のなかから，薬局に指導してほしい対象者を選定し，対象者に対して薬局で指導を受けるように促す。

　　同時に保険者から薬研に対して「A地域のこの人に指導してほしい」，「B地域に住んでいるこの人に指導してほしい」といった情報を伝えてもらう。

◆薬研が，それぞれの地域で，すでにHORPに登録し直前に研修を修了している薬局と対象者とのマッチングを行う。

◆対象者は該当薬局を訪問し，薬局は指導を行う。

◆指導サービスの費用が，保険者から薬研を通して薬局に支払われる。

　　2017年2月19日現在，全国で900以上の薬局がHORPに登録している。

2）対象者に訪問してもらう方法

　　対象者が本プログラムに参加する際には特に強制力はないので，薬局を訪問してもらう仕組みとして，二通りの方法に取り組んでいる。

◆方法1）コール方式…対象者への声掛け後に薬局のマッチングを行う

　　健保が全対象者を選定した後，全員に薬局で指導を受けるよう，郵送で連絡する。それを受けて，健保または，健保の契約している健保ベンダーが，全対象者に電話で参加を促す。その結果，参加の意思を示した対象者の情報のみが薬研に伝えられ，薬局のマッチングが行われる。その後，マッチングされた薬局が対象者と連絡をとり，訪問日時調整のうえ来局してもらう。

◆方法2）インセンティブ方式…「薬局のマッチングを声掛け前に行う」

　　対象者への郵送案内前にあらかじめ薬局とのマッチングを行うことで，郵送案内を行う際に訪問薬局も特定して伝える方式。薬局からの電話等の連絡なしに，対象者側から薬局を訪問することになる。ただし，突然の訪問では，薬局側も対応が難しいので，初回訪問（初回の電話連絡も含む）は「プレ訪問」と位置付け，次回訪問日程の決定を行う。自由意志では，初回訪問への障壁が高いので，インセンティブとして少額の商品引換券を最初の郵送物へ同封している。

3）指導方法…「行動変容目標」を設定して指導

　　指導方法としては，初回訪問時（プレ訪問を除く）には，「生活習慣」，「服薬習慣」「医療費使用習慣」の改善指導と，その結果としての「行動変容目標」を「生活習慣」，「服薬行動」，「医療費抑制行動」のそれぞれの項目で決定し，その後のフォローとして，それぞれ2週間，3カ月，6カ月のタイミングで定着具合を電話で確認していく。

112

1 アウトカムを生み出すための取り組み例

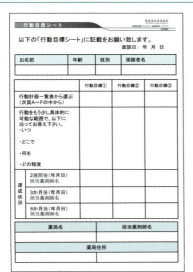

図3-8 行動目標シート

4）指導のアウトプット…「行動目標シート」を作成

　指導薬局は，「食生活を改善する」，「運動を改善する」，「睡眠を改善する」，「その他の生活習慣を改善する」，「服薬に関する習慣を改善する」，「医療費の使用について改善する」，からいずれか三つを対象者に選んでもらい，薬局は具体的な活動に落とし込んだうえで，指導のアウトプットとして，「行動目標シート」を作成し，薬研への提出を行う（図3-8）。

（3）取り組み事例

　実際にこれまでHORPとして取り組んできた事例を紹介する。

1）取り組み事例1…具体的行動変容項目を対象者と同意

　2016年夏に秋田県にて実施，対象者は36人。秋田県南部が対象エリアであったが，事前にHORPに参加していた薬局がなかったため，36人が実際に利用している薬局3カ所を確認し，それら3薬局にHORPへの参加を要請し，そのうえで指導をしてもらう流れとなった。結果として，36人中15人が参加し，参加率は41.7％であった。

第3章　かかりつけ薬剤師・薬局機能推進の成功のポイントとは？

　　行動変容の項目としては，15人がそれぞれ3項目を選んでいるので，全部で45項目であるが，ほぼ「食習慣を変えます」，「運動します」，「服薬習慣を変えます」に三分される内容であった。また「服薬習慣を変えます」の内容を見ると，「ジェネリックに変えます」，「薬剤師さんの指導を受けながら残薬を整理します」，「可能なときはOTCを使います」，「薬への理解を深めたい」，「飲み忘れ防止の工夫をしたい」ということが，対象者との同意事項として確認された。

2）取り組み事例2…インセンティブ方式で24.4％の参画

　　福岡県で実施し，対象者は45人。対象エリアである北九州市でもHORP薬局が少なかったので，対象者の利用している44薬局にHORPへの参加を依頼し，25薬局に参加いただくことができた。また，同じ地域だが，対象者が通っていない18薬局にも参加していただき，合計43薬局に対応していただくこととなった。

　　指導薬局の選定方法としては，対象者が通う薬局がHORPに参加している場合は通っている薬局を指導薬局として案内し，通っている薬局がHORPに参加しなかった場合は，普段利用している薬局とは別の近隣薬局を指導薬局として案内した。

　　このケースでは，500円の商品引換券を，最初に郵送した案内に同封し，指導回数は2回というスタイルで実施した。結果として，対象者45人中11人が参加し，参加率は24.4％となった。

（4）今後の課題

　HORPを取り組む薬研では，今後の課題を次のように考えている。

・参加する保険者，薬局は拡大してきており，それに伴って，薬局の誘導方法（コール方式とインセンティブ方式）や指導内容を健保のニーズに応じて使い分けている。しかしながら，薬局にとっては若干混乱する点になるので，統一した方法を決めていく必要がある。

・事例でもあったように，HORPに登録する薬局が少ないエリアで保険者からのニーズが発生した場合，対象者が通う薬局に新しくHORPに登録してもらいマッチングしているが，今後HORP登録薬局を増やし，HORP登録薬局のみでマッチングが行えるようにする必要がある。

114

1　アウトカムを生み出すための取り組み例

▶▶▶ ③ 松本市糖尿病性腎症重症化予防の取り組み

　本項では，薬剤師が患者だけでなく，行政・医師・管理栄養士・看護師など多職種と連携をし「アウトカムの創出」の実現に取り組んだ事例を紹介する。

（1）取り組みの背景…糖尿病性腎症を原疾患とした新規人工透析導入患者数の抑制が重点課題

　厚生労働省は，2017年7月10日に，重症化予防（国保・後期広域）ワーキンググループとりまとめ「糖尿病性腎症重症化予防の更なる展開に向けて」を公表した。資料によると，人工透析は，原疾患が糖尿病性腎症である者が43.7％と最も多く，その治療には一人あたり月40万円であり，総患者で年間約1.57兆円を要するなど，社会保障費増加の大きな課題として指摘している。本事例集では，糖尿病性腎症の重症化予防のさらなる推進に向けて，都道府県や市町村，広域連合，医療関係者が協力した15事例が紹介されている。松本市（長野県）の医師・薬剤師が連携して保健指導を実施した事例もその一つである。

　松本市は，長野県のほぼ中央に位置し，人口約24万人（国保被保険者数が約5.4万人）の自治体である。2015年6月，医療費適正化対策として，糖尿病性腎症重症化予防事業の試行的実施が決定された。その概略は次のとおりである。松本市データヘルス計画に基づき，レセプト情報と特定健診結果より松本市が選定した医療機関に通院治療している糖尿病性腎症患者のうち，主治医が本事業の対象として適切と判断し，かつ本人より参加の同意が得られた患者に対して，薬局薬剤師が通常行う服薬指導に加え，食事や運動等の生活習慣に関わる自己管理を主治医と連携を図り6カ月間支援する。この取り組みの背景には，国の社会保障費が年々増加し，国保財政が逼迫するなか，慢性腎不全による特定疾病療養受療証を受ける者の数が年々増加していることがある。

　特定疾病療養受療証は，人工透析や血友病など国が指定する3つの疾病の療養を受けている患者が，各医療費助成制度のもとで所定の申請手続きをすると交付される。特定疾病療養受療証は，医療機関の窓口に提示すると，特定疾病に関する医療費自己負担限度額が1医療機関につき，1万円（月額）となる。70歳未満の上位所得者（基礎控除後の年間所得額が600万円を超える世帯の者）は，自己負担限度額が2万円（月額）となる制度である。

　人工透析の治療費は一人あたり月40万円といわれるが，障害厚生年金の支給

第3章　かかりつけ薬剤師・薬局機能推進の成功のポイントとは？

や障害者手帳を交付するケースもあり，医療費の自己負担分は保険者によって助成されることが多い。このため，保険者には福祉医療費の財源確保が必要となり，医療費の適性化が課題となっている。

図3-9，表3-1は，2016年に松本市が作成したデータヘルス計画の抜粋である。同規模・県・国と比較し「医療費に占める慢性腎不全（透析あり）の割合が11.7%と高い」，「腎不全の外来・入院患者数が多い」，「医療費が増加傾向：伸び1.48倍／件数1.18倍（平成22〜25年度）」というデータが分析され，糖尿病性腎症を原疾患とする新規人工透析導入患者数の伸びの抑制が課題となったことが読み取れる。

松本市のデータヘルス計画においては，脳梗塞なども全国水準より高く，生活習慣病対策に課題があることが分かる。データヘルス計画では，これら課題について目標値を定め，課題解決に向けた取り組み内容が計画されている。全国の他

糖 尿 病 性 腎 症 （慢性腎不全の50%を占める。）
●医療費に占める慢性腎不全割合11.7%（＞同規模・県・国）⑫
●腎不全の外来・入院患者数が多い。（＞同規模・県・国）
　外来4.746人（被保険者千人当たり）　入院0.448人（被保険者千人当たり）⑪
○人工透析に占める糖尿病性腎症の件数割合　49.2%
○人工透析に占める糖尿病性腎症の費用割合　48.9%
○医療費が増加傾向：伸び1.48倍／件数1.18倍（平成22〜25年度）

減少

中期的な目標（3年間：平成27〜29年度）

脳血管疾患、虚血性心疾患の新規患者数の減少
糖尿病性腎症　新規患者数の伸び抑制

1　重傷化予防の取り組みの強化：継続した実効性のある保健指導体制の整備
2　医療機関、かかりつけ薬局等との連携強化
3　若い世代（特定健診の対象前）への指導・助言
4　国民健康保険加入者以外への指導・助言体制の整備

（2016年9月4日 松本市保健事業実施計画（データヘルス計画）概要より抜粋）

図3-9　課題の分析と目標・方針

表3−1　同規模平均・県・国との比較（平成25年度）

項　　目			松本市	同規模平均	長野県	国
⑪ 医療	医療費分析 総額に占める割合 最大医療資源傷病名 （調剤含む）	新生物	19.8%	22.4%	21.2%	22.2%
		慢性腎不全（透析あり）⑫	11.7%	9.6%	9.7%	9.4%
		糖尿病	8.3%	9.7%	9.7%	9.6%
		高血圧症	10.6%	11.5%	11.8%	11.2%
		精神	18.8%	16.2%	17.1%	16.8%
		筋・骨疾患	15.1%	14.4%	15.6%	15.0%
	年間レセプト件数 （被保険者千人あたり）	⑪　外来　脳梗塞	6.414件	4.647件	5.025件	4.609件
		脳出血	0.27件	0.212件	0.229件	0.238件
		狭心症	6.786件	6.004件	5.88件	6.094件
		心筋梗塞	0.177件	0.314件	0.226件	0.296件
		腎不全	4.746件	3.747件	3.82件	3.681件
		糖尿病	37.251件	38.94件	39.093件	38.612件
		高血圧症	92.171件	87.886件	95.532件	87.355件
		脂質異常症	46.266件	44.763件	42.309件	43.678件
		高尿酸血症・痛風	2.347件	1.882件	2.568件	1.936件
		慢性閉塞性肺疾患（COPD）	0.804件	0.849件	0.995件	0.88件
		⑪　入院　脳梗塞	0.55件	0.471件	0.455件	0.479件
		脳出血	0.266件	0.232件	0.219件	0.228件
		狭心症	0.348件	0.387件	0.344件	0.414件
		心筋梗塞	0.043件	0.042件	0.052件	0.041件
		腎不全	0.448件	0.361件	0.346件	0.39件
		糖尿病	0.281件	0.286件	0.3件	0.321件
		高血圧症	0.16件	0.127件	0.151件	0.151件
		脂質異常症	0.032件	0.022件	0.02件	0.026件
		高尿酸血症・痛風	0.016件	0.003件	0.006件	0.004件
		慢性閉塞性肺疾患（COPD）	0.031件	0.022件	0.03件	0.022件

（2016年9月4日　松本市保健事業実施計画（データヘルス計画）概要より抜粋）

※同規模とは松本市と人口規模（20〜30万人）が同等の特例市（該当市40市）の平均

の自治体においても同様のデータヘルス計画を策定している。

＜データヘルス計画とは＞

　国民健康保険法において，保険者が健康・医療情報を活用してPDCAサイクルに沿った効果的，効率的な保健事業の実施を図るため，データヘルス計画を策定したうえで，保健事業の実施および評価を行う。

　特定健診や生活習慣病対策，ジェネリックの推奨など，エビデンスに基づいて医療費適正化を実施していこうというものである。

　なお，松本市の糖尿病性腎症重症化予防の取り組み詳細は後述するが，平成

27年度の試行実施後,松本市の国民健康保険の特別会計で,糖尿病性腎症重症化予防事業費として,以下の予算化がされている。保険者にとって薬局のアウトカムを判断する目安になる数字だ。

　平成28年度 6,000千円

　平成29年度 6,070千円

　※平成29年度からは,前年度のプログラム修了者に対して継続的支援を開始している。

松本市の取り組みは,特定の医療機関や薬局での取り組みではなく,医師会,薬剤師会が組織として連携し,地域の薬局,薬剤師が患者の自己管理を支援する「モデルケース」として注目されている。

(2) 取り組み概要

1) 取り組みの枠組み…行政・医療者・コーディネーターの連携

　この取り組みの概要について,松本薬剤師会　加賀美秀樹会長と,「薬剤師を

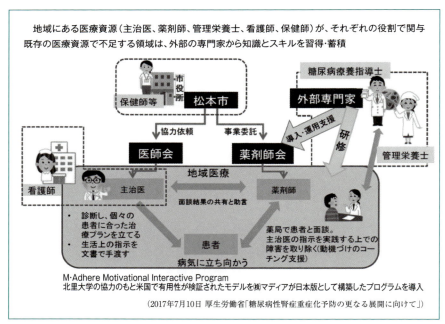

図3-10　薬局薬剤師を活用した重症化予防事業の仕組み

活用した重症化予防プログラム（m-MIP®）を開発した株式会社マディア　古川綾代表取締役にそれぞれ伺った。

松本市における糖尿病性腎症重症化予防の取り組みは，松本市健康福祉部が松本市医師会と松本薬剤師会に仕組みの提案をすることからスタートした。その仕組みとは図3-10で示す地域医療連携である。

この仕組みでは，地域にある医療資源（主治医，薬局薬剤師，管理栄養士，看護師，保健師）が，それぞれの専門性を活かして協働し，既存の医療資源で不足する部分は外部の専門家から知識とスキルを習得・蓄積する。

　・松本市は，松本薬剤師会に本事業を委託し，松本市医師会に事業への協力を依頼する
　・主治医，薬局薬剤師など医療者は，連携して患者が病気に立ち向かうことを支援する
　・株式会社マディアは，外部の専門家と連携し，全体をコーディネートしながら，品質管理を行う

ことが，本プログラムの枠組みとなっている。このプログラムのベースには，1996年に米国ノースカロライナ州のアッシュビル市で始まったアッシュビルプロジェクト®がある。薬剤師が糖尿病患者に介入指導することで，患者一人あたり平均年間医療費が開始5年後に34％低減したと報じられている。特筆すべきは，5年間で薬剤費や日常診療費は増えているが，疾病の進展に伴う合併症に対する医療費が下がり，医療経済的な成果を出している。

薬剤師を活用するこのプログラムに対し松本市医師会も賛同し，松本市医師会から市内の医療機関の糖尿病専門医に協力が呼びかけられた。松本薬剤師会は薬局・薬剤師を支援し，プログラムを開始するにあたり，二つの研修が実施された。一つは，地域の専門職の役割を理解するため「主治医の治療方針・検査値，症候の考え方，食事療法，運動療法」などの専門研修，もう一つは，コーチング支援の基礎を習得するため「薬学的管理，動機付けアプローチ，情報整理」などの導入研修である。

2）対象患者…患者の同意が前提

対象となる患者は，2型糖尿病性腎症2期〜3期で通院治療し，特定健診結果のHbA1c等の数値からハイリスク患者が抽出され，主治医が対象として適切と判断した患者が選定された。その後，対象者が薬局に来局するタイミング

で，薬局薬剤師から本プログラムの説明後，参加に同意した患者に対して，プログラムが実施された。

プログラムでは，薬剤師が薬局で対象者と面談し，主治医の治療方針のもと，食事や運動などの生活習慣の改善目標を設定する（図3-11）。

対面での面談は6カ月支援の間に4回以上行われる。なかには，1回の面談で1時間ほど時間をとってじっくりと対象者の話を傾聴するケースもあったそうだ。薬局薬剤師が支援することの意義について加賀美氏は「対象者となる患者さんと薬局は，もともと『かかりつけ薬剤師・薬局と患者さん』として良好な信頼関係が築かれており，患者さんとは気やすく生活状況などを伺うことができる。さらに，お互いの生活地域も同じなので，地域性や患者さんの食生活・生活行動などの習慣もある程度承知したうえで，アドバイスできることが大きい」と地域の薬剤師の強みが発揮されている様子が感じ取れる。例えば，患者

薬剤師は、薬局で対象者と面談し、対象者が主治医による自己管理や生活習慣に対する指示を行ううえで障害となっている原因を確認。

対象者は、自ら行動目標を設定し、その実践を薬剤師は支援。

管理栄養士は、対象者の撮影した食事写真等から栄養評価を行い、薬剤師が対象者へ助言。

薬剤師のコーチング支援の品質を担保するため、対象者との面談はコーチングレポートを作成し、糖尿病療養指導士がレビューし、必要に応じて薬剤師に助言。

月	開始月	1カ月	2カ月	3カ月	4カ月	5カ月	6カ月
面談方法	対面	電話	対面	電話	対面（電話）	対面（電話）	対面（電話）	対面

対面面談（4回以上）

　　対象者が、都合のよい時間を設定して普段利用する地域薬局を訪問し、薬剤師はプライバシーに配慮したスペースで、個別に1回平均30〜40分間面談する。
　　　※ご家族の方も参加いただけます。

電話相談（2回以上）

　　電話では、ご自宅での様子をお聞きし、不安やわからないことに対応する。
　　3カ月目以降で対面が難しい場合は、電話で薬剤師が対応する。

(2017年7月10日 厚生労働省「糖尿病性腎症重症化予防の更なる展開に向けて」)

図3-11　事業内容

1 アウトカムを生み出すための取り組み例

との会話で「農作業で手が汚れているため昼はインスリンが打てない」という問題を確認し，医師との症例検討会などで患者の生活スタイルに基づいた患者が服薬しやすい処方に変更することが提案，了承され，服薬アドヒアランスが改善したケースもある。

3）生活習慣を改善する目標設定のキーワードは自己効力感

生活習慣を改善する行動目標は，「患者自身が，6カ月後にはほぼ達成できると思う行動目標を1～2個決めて，薬剤師はその目標が医師の治療方針に沿っているかを確認しながら，患者を支援することがポイント」とのこと。行動目標の設定例は**図3-12**に示すとおり，「味噌汁を1日1回にする」，「食事は1日3回時間を守って摂る」，「毎日20分足踏み運動をする」など，患者自身がコントロールできる行動目標が設定される。主治医から示される治療目標で，摂取蛋白量や体重などは臨床的アウトカムである。このアウトカムの達成に向けてできる"行動"が何かを薬剤師との面談を通じて，患者自身が考える。患者は，

対象者は、主治医の治療方針に基づき、ほぼできると思う目標を、できるだけ具体的に数値化して設定。
薬剤師は、対象者の価値観や生活習慣を聞き取り、目標を軌道修正していく。

食事の例
・味噌汁を1日1回にする
・食事は1日3回時間を守って摂る
・食後にお菓子を食べない
・減塩醤油を使う

運動の例
・毎日　20分足踏み運動をする
・毎日　ウォーキング20分
・1日6000歩
・毎日　自転車に20分乗る
・週3回　河川敷を1周散歩またはジョギングする
・週1回　体育館で30分間マシントレーニング

お酒の例
・日中のお酒をやめる

体重の例
・1週間に500gずつ減量する

服薬の例
・薬を忘れずに服用する
・食直前服用の薬を忘れず飲む

(2017年7月10日 厚生労働省「糖尿病性腎症重症化予防の更なる展開に向けて」)

図3-12　生活習慣改善のための行動目標の具体例

開始後，次回の面談（翌月）まで目標を考える（図3-11）。早い人は開始月の初回面談で目標を決める場合もある。目標設定においての重要なキーワードは"自己効力感"である。患者が"私はできる，病気に立ち向かえる"という気持ち（自己効力感）が醸成されなければ，自己管理は継続できない。行動目標の設定は，自己効力感を高める方法の一つであり，患者自身が目標を決めることができることも重要な一歩である。この目標設定を薬剤師が支援する際には，薬剤師と患者の共感が下支えになる。患者と同じ地域にいる薬剤師だからこそ理解しあえる共通の価値感や話題があり，患者にとって顔見知りの薬剤師だからこそ言えることもある。

　共感が大事とはいえ，患者の設定した行動目標には低い目標設定ではないかと感じる項目もあり，重症化予防の成果（アウトカム）につながるのか疑問に感じるところでもある。プログラム開発者の古川氏によれば「本プログラムでは，患者自身の自己効力感を高めることを目標としています。プログラム開発にご指導いただいた北里大学薬学部　井上岳先生は，患者は最初は高い目標を設定する傾向にあるが，10中8，9達成できる目標を設定する"スモールステップ"が重要と指摘しています。小さな目標でも，達成されたときには自己効力感は高まります。自己効力感が高まると，患者の自己管理が促され，服薬アドヒアランスも向上し，その結果，疾患の進展，重症化が抑制されると考えます。自己効力感が高まった患者は，自ら目標レベルを上げる事例もあります」ということだ。患者が高い目標を設定した場合には，達成可能な適切な目標に軌道修正し，大きな目標を目指すのではなく，小さな目標を達成し，まず自己効力感を高め，患者が疾病に関心をもち，立ち向かうようにすることを意図している。患者が，薬剤師はパートナーであり自分と併走してくれる人であると感じるような面談が支援初期には重要となる。

　加賀美氏は「糖尿病の患者さんは病歴が長いこともあり，なかにはご自身が積極的に関心をもって取り組んでいない方も少なくないと思われる。その場合には，アドバイスをすることも大事であるが，どんな些細なことでもお話を聴くことが動機付けアプローチに繋がるのではないか。最初は無関心だった患者さんも，薬剤師の親身な対応に心を開き，疾病や生活面での不安や疑問を質問してくれるようになった」と振り返る。自己効力感が低く，いわゆる"燃えつき状態"となっている患者に対しても，薬剤師の傾聴と継続的な薬学的アプロー

チが患者の意識を変えている。

4) 評価指標の達成状況…継続率92％，服薬遵守率97％

　プログラムに参加した患者は，平成27年度16人，平成28年度20人。事業参加者の全員が参加前の腎症ステージを維持し，服薬遵守率が70％以下の低い者も90％台へ高めていた。前述のレポート「糖尿病性腎症重症化予防の更なる展開に向けて」では，この取り組みによる評価指標の達成状況は次のとおりである。

　　重症化予防プログラム継続率　　　33名/36名（92％）
　　服薬遵守率　　　　　　　　　　　91％ → 97％
　　※プログラムを実施した医療機関，薬局数
　　　平成27年度　3診療機関，5薬局
　　　平成28年度　6診療機関，7薬局

表3-2　医療費が高額になる疾患の状況（平成25年度）人口透析患者

対象レセプト			全体	糖尿病性腎症	脳血管疾患	虚血性心疾患
人工透析患者（長期化する疾患）	H25.5診療分	人数	205人	102人 / 49.8％	58人 / 28.3％	80人 / 39.0％
	H25年度累計	件数	2,816件	1,385件 / 49.2％	725件 / 25.7％	1,131件 / 40.2％
		費用額	13億0742万円	6億3878万円 / 48.9％	3億5618万円 / 27.2％	5億2961万円 / 40.5％

（平成28年2月　松本市保健事業実施計画より抜粋）

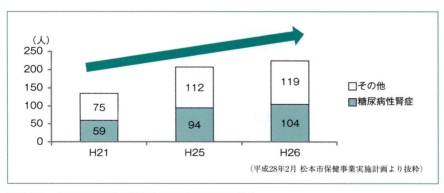

（平成28年2月　松本市保健事業実施計画より抜粋）

図3-13　人工透析患者の推移と糖尿病性腎症の割合

第3章　かかりつけ薬剤師・薬局機能推進の成功のポイントとは？

　患者が設定した目標は74%が達成され，患者の満足度は，「薬剤師との信頼関係の深まり」，「患者自身の知識向上」，「不安の軽減」，「疾病への関心」で高かったと報告されている。

　松本市では平成29年度もプログラムを継続し，50人を越える参加者を目指している。人工透析は一人あたり月40万円。年間にして480万円である。松本市の人工透析患者の資料（表3-2，図3-13）では，糖尿病が原因となる糖尿病性腎症が平成25年度の累計で全体の49.2%を占めている。長野県の国保では糖尿病性腎症での人工透析患者数は，平成21年に59件であったが平成26年には104件となり，5年間で約2倍近く増えるなど，このままでは今後もさらに増加することが予想されている。また，脳血管疾患や虚血性心疾患との重複割合も，約3割以上と高い状況が報告されている。

　患者のQOLの観点はもちろんのこと，保険者にとって，事業費約600万の予算は，一人の腎症ステージを維持できるだけでも大きな効果といえそうだ。

　また，保険者が価値を感じている点として，加賀美氏は「患者の満足度が高いということ。保健指導会社に事業を委託することが多いなかで，薬剤師会に委託することで地域の医療人財が活用され，持続可能な事業となっていること」の2点があげられると指摘する。

　古川氏は「重症化を予防すべき生活習慣は多くある。脳梗塞，心筋梗塞の再発予防も重要である。そのなかで糖尿病の重症化予防が，薬剤師介入によるアウトカムがもっとも短期間でみえてくると，米国アッシュビルプロジェクトを実施したDaniel G. Garrett氏より助言いただいた。介入の効果が評価されなければ，続けることができない。プログラムを継続的に実施し，定着化させるためには，科学的に認められた評価指標を設定し，結果を迅速に公表し，評価を受けることが重要です」と語る。6カ月間のプログラムで，患者の意識に変化がみられ，プログラム終了後も薬局と患者は調剤，服薬指導で顔を合わせ続けるために，フォローアップもしやすい。

　保険者が進める事業のなかには，外部から支援を受けて取り組みを実施しても，その取り組みが終了した後に自ら継続する資源が地域になく，一過性となるケースもあるといわれる。松本市で3年目を迎えた本事業は，保険者にもアウトカムが確認でき，価値がわかりやすいプログラムといえる。

1 アウトカムを生み出すための取り組み例

(3) 取り組みを省みて

1) 薬剤師が関わる意義…服薬は疾病治療の重要因子

　アウトカムに向けた行動目標の達成支援であれば，薬剤師でない職種でもできそうである。他の職種ではなく，薬剤師が関与するメリットについて加賀美氏は「もちろん食事や運動も重要だが，服薬は患者さんの体調を安定させることに最も寄与する。服薬が守られることは糖尿病治療ではとても重要。患者さんが納得して服薬するためには，服薬をシンプル（一例として1日4回のインスリンを1日1回の混合型インスリンに変更）にすることも，医師の治療方針を薬剤師が理解し，本音を医師と共有できたから可能になったこと」と，薬剤師だからこそ発揮できる職能の価値が分かる。

　多職種の反応はどうだろうか。加賀美氏は「医師，看護師，管理栄養士，保健師等が，薬剤師からの情報をそれぞれの立場で活用していただくことができ，薬剤師会主催の地域多職種連携会議（ワールドカフェ）でも，もっと薬剤師に活躍してほしいとの声がある」と，多職種が薬剤師との協業を実感し，地域の医療人財を効率的に活用していくうえで必要な土壌ができている。

　現在，病院の診療報酬には多職種が関わる点数の一つに「糖尿病透析予防指導管理料」がある。糖尿病の患者であって，医師が透析予防に関する指導の必要性があると認めた入院中の患者以外の患者に対して，医師，看護師又は保健師及び管理栄養士等が協働して必要な指導を行った場合に，月1回に限り350点が算定できる。糖尿病にたいして，医師のみでなく，多職種で支援することの重要性が評価された報酬である。しかしながら，規模の小さな医療機関にとって，同様の指導を行う場合，必要な医療人財と時間の確保が負担となる。

　本事例のプログラムは，薬局薬剤師が，外部の管理栄養士と連携し，食事評価を行い，糖尿病療養指導士のピアレビューを受けた療養支援が可能となるため，主治医にとっても患者の治療に有用な情報が得られる魅力的なプログラムになっている。

2) かかりつけ薬剤師に発展する事例も

　ここまで，糖尿病性腎症の重症化予防の取り組みとして松本市の事例を見てきたが，「かかりつけ薬剤師指導料」との関係についてはどうだろうか。6カ月間のプログラム終了後，担当した薬剤師は「かかりつけ薬剤師」になる割合も高いようだ。患者とのコミュニケーションを深め，行動目標を設定し，ともに目

125

第3章　かかりつけ薬剤師・薬局機能推進の成功のポイントとは？

標を達成していくことは，患者との信頼関係をより強くする。プログラムに参加していない患者への対応にも，プログラムを通じて培ったスキルが活かされているようだ。薬剤師と患者が一緒にプログラムを実施する姿を他の患者が知ることで，患者が健康の相談をするケースも出てきている。

3）今後の課題…長期的視点が重要

　現在，本取り組みは活動の幅を拡げているが，今後の課題について加賀美氏は「事業という枠の中で実施して，薬剤師には負担もあっただろうが，じっくり時間をかけて支援をしている。今後データが蓄積されれば，患者特性に基づく，より効率的な支援ができるようになるはず。松本市内のすべての薬局に理解をいただきながら，長期的な取り組みを成果につなげ，認めてもらう活動が必要」と，薬局・薬剤師にとっても効率的に結果を出すことを意識することが大事なようだ。

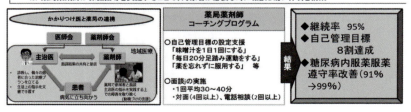

図3-14　松本市の糖尿病性腎症重症化予防事業について

当初，モデルとされたアッシュビルプロジェクトを古川氏が視察した際に，「地域の協力を得るには医師から医師へと広げること。ステークホルダーを広げすぎず，小さく始めて結果をすぐに公表すること」とアドバイスを受けたという。薬剤師が介入したことによる定量的な成果が蓄積，共有され始め，まさにアドバイスどおり，着実に進んでいる。

※実際にこの取り組みは，2017年1月12日 厚生労働省の全国高齢者医療主管課(部)長及び国民健康保険主管課(部)長並びに後期高齢者医療広域連合事務局長会議で全国に向けて紹介された(図3-14)。

第 3 章 かかりつけ薬剤師・薬局機能推進の成功のポイントとは？

2 現場での「小さな成功」創出に向けた取り組み例

　本節では，「アウトカム創出」に向けた薬局現場での「小さな成功」創出の事例を紹介していきたい。

▶▶▶ ① 独自のツールを活かし，かかりつけ薬剤師機能のアウトカムの創出を図る
　～株式会社メディカルファーマシィー（東京都新宿区）～
　　　　　　　　　　　　　　　〈かかりつけ薬剤師現場での事例①〉

（1）取り組みの概要…管理者・管理者候補のプロジェクト型研修として推進

　株式会社メディカルファーマシィー（ミキ薬局）は，東京都を中心に関東地方1都5県に29店舗を展開している保険薬局チェーンである。2016年のかかりつけ薬剤師指導料設定に伴い，管理者・管理者候補向けの研修メンバーで取り組むプロジェクトのテーマとして「かかりつけ薬剤師・薬局機能の強化」を取り上げた（図3-15）。

　まずは，かかりつけ薬剤師指導料の施設基準の届け出をするために，認定薬剤師取得から進めるなど，基準の一つひとつをクリアしていったが，そうした取り組みを進めていくなかで，後で紹介する「同意獲得ステップ表」や「服薬支援計画」など，いくつかの独自の成果が生まれた。

※少なくない薬剤師が，かかりつけ薬剤師指導料を算定するなかで，患者にうまく説明できない，同意書が取れない，同意書を獲得した後どうすればいいのかわからない，といった悩みがあるのではないだろうか。筆者らもそういった声を多くの薬剤師や薬局経営者から聞くことがある。今回の事例はそういった悩みを解決してくれるひとつの好事例になると考えている。

（2）同意獲得の工夫…「かかりつけ薬剤師指導料 同意獲得ステップ表」

　取り組みを進めるなかでは，月1回の研修・ミーティングの場において，良かっ

2 現場での「小さな成功」創出に向けた取り組み例

```
○対　象：管理薬剤師・管理薬剤師候補5名
○期　間：2016年5月〜2017年2月の10カ月間（毎月1回）
○テーマ：かかりつけ薬剤師・薬局機能を強化する
○目　的：患者本位の医薬品の適正使用と推進
　　　　　　地域住民の健康増進
　　　　　　健康寿命の延伸　　など
○目　標：（上記テーマでそれぞれの店舗に応じたゴールを設定）
　　　　　　かかりつけ薬剤師指導料 同意書○件獲得
　　　　　　※のちに中間アウトカム同意件数、中間アウトカム改善件数、
　　　　　　　中間アウトカム達成件数に変更
　　　　　　かかりつけ薬剤師サービスの標準化　　　　　　　　など
○行　動：各店舗においてゴール達成に向けた行動計画を立て実施
```

図3-15　プロジェクト型研修の概要

た（うまくいった）点と改善点を見直す振り返りを行っていた。そのなかで，参加者から「店舗スタッフの取り組みの意識が上がらない」，「同意書の獲得が思うように進まない」といった問題点が提示された。

　そこで，「店舗スタッフの取り組みの意識が上がらない」という問題点に対し，研修のなかで改善の方向性をグループで検討したところ，「目標を決める」，「対象患者を薬剤師1人あたり10人抽出する」，「認定薬剤師に関する勉強会のアナウンスをする」，「患者に行うサービス内容を具体化する」，「配布ツールを作成する」などの施策を実施することが決まった。

　その後，これらを現場にて実践した結果，「認定薬剤師の単位取得目標を視覚化し，共有することで，スタッフの取り組み意識が上がった」，または「患者ターゲット選定により，新たな同意書を獲得することができた」など，実際に効果がすぐに表れたのである。

　また「同意書の獲得が思うように進まない」という問題点を克服するための施策として，「同意獲得ステップ表」を作成することになった。作成の手順は，次のとおりである。

129

第3章　かかりつけ薬剤師・薬局機能推進の成功のポイントとは？

表3-3　かかりつけ薬剤師指導料 同意獲得ステップ　例

重点顧客層	最終アウトカム（価値提案）
●地域包括ケアシステムにおける地域住民・糖尿病・高血圧・異常脂質症・認知症等の疾病がある患者、 ・コンプライアンスや薬剤管理に不安のある患者、 ・在宅予備軍と思われる患者、 ・その家族	適正な薬剤使用の促進を通じたADL・QOL向上 ●薬剤に関する情報等を一元的・継続的に把握し、次のような処方内容のチェックを受けられる 　✔ 多剤・重複投薬等相互作用が防止される 　✔ 薬の副作用や期待される効果の継続的な確認 ●在宅で療養する患者も受けられる ●いつでも電話等で相談できる ●飲み忘れ、飲み残しが防止され、残薬が解消 →　健康寿命の延伸 →　一人当たり生涯医療費の削減

項目	ステップ	
	1．来局前準備	
	1）ターゲット選定	2）関係づくり
ステップゴール	・重点顧客の洗い出し ・それぞれの顧客にどのような価値提案できるか検討できている	・（従来の来局時対応で）一緒に薬剤管理ができるような信頼関係が構築できている ・かかりつけ薬剤師制度に関心を持ってもらえるような環境づくりができている
タスク	・薬歴、お薬手帳よりターゲットとなる重点顧客を選定する ・それぞれの顧客にどのような価値を提案するか検討する	・かかりつけ薬剤師サービスポスターを掲示する ・サービス内容をDVDで放映 ・関心度を個別ヒヤリング ・新患アンケートに『かかりつけ薬剤師制度に興味がありますか？』の項目を作る。 ・ターゲット別想定アウトカムの作成 ・健康寿命の啓発ポスター掲示 ・生涯医療費の削減啓発ポスター掲示 ・薬局紹介、薬剤師紹介の情報発信 ・薬剤師指名カードの設置 ・多職種との連携事例の掲示
ツール	●薬歴 ●お薬手帳 ●アウトカム事例集 ●他職種等の地域関与先名簿	●かかりつけ薬剤師サービスのポスター ●日経新聞2016年7月31日付切り抜き ●アウトカム事例集 ●社内の認定薬剤師制度 　（専門分野・得意分野の認定） ●患者向け情報紙 ●患者向けWEBページ ●メルマガ ●地域のコミュニティ・店舗への情報発信
トーク		

2 現場での「小さな成功」創出に向けた取り組み例

作成日：2016 年 8 月 22 日

最終ゴール
薬剤師と一緒に、 適正な薬剤使用の促進を通じたADL・QOL向上に取り組むことの同意の獲得 ～実のあるアドヒアランスへの取り組みの同意～

2．来局時		
1）アウトカムの共有	2）阻害要因のクリア	3）クロージング
・かかりつけ薬剤師サービスのメリットを理解してもらえている ・個別のアウトカムの提示ができている	・阻害要因を応酬話法でクリアできている	（好反応の場合） ・同意書の獲得 （NOの場合） ・かかりつけ薬剤師説明チラシの配布
・アウトカムに基づくかかりつけ薬剤師サービスを説明する ・個別のアウトカムを示し、説明する ・アドヒアランスの取り組みについて説明する	阻害要因を引き出し、除去する （阻害要因例） ①負担が増える ②自分で管理できる ③かかりつけ薬剤師が居ないときの不安 ④同意書を読むのが面倒	・同意書の説明後、記入を依頼する
●かかりつけ薬剤師サービス説明の手元チラシ ※患者さんにお願いすることも明示	●同意書内容説明の簡易ツール	（好反応の場合） ●同意書フォーマット （NOの場合）
●トーク例 ・「お薬の管理を通じて、健康で長く元気に過ごせるようにしましょう。そのお手伝いをさせていただきます。」 ・「○○さんは、毎年○○されていますよね。少しでもそのようなことが続けていけるようにお手伝いさせていただく制度です」	●応酬話法例 ①「毎回、○円程がかかりますが、お薬の調整もします。」 「不要なお薬を減らしたり、副作用の早期発見がやりやすくなるので、長い目で見ていただくと結果的にご負担を減らすことになります。」 「かかりつけ薬剤師にご同意いただけませんでしょうか？」	（好反応の場合） ●トーク例 ・「確認のためにサインが必要なので、この同意書にお名前を頂戴できませんでしょうか？」 （NOの場合） ●トーク例

第3章　かかりつけ薬剤師・薬局機能推進の成功のポイントとは？

　　　1）　対象患者の選定
　　　2）　対象者のメリットは何か
　　　3）　メリットを伝えるトークの検討
　　　4）　対象者の考えるデメリットは何か
　　　5）　デメリットに対する応酬話法の検討

以上の検討をもとに，整理・修正・追加したものが，「かかりつけ薬剤師指導料
同意獲得ステップ　例」となる（表3-3）。

　そしてこの「同意獲得ステップ表」を用いて，各店舗の現場にて取り組みを行っ
た結果，

　　・かかりつけ薬剤師指導料の声掛けを，店舗全体で取り組むことができた。
　　・個々の患者さんへのトーク内容を，レセコンのポップアップ機能に入力した
　　　ことで説明がスムーズにできた。

といった反応が得られた。

　定量的な成果としては，

　　・A店舗　→声掛け20名，そのうち同意書獲得8名
　　・B店舗　→声掛け20名，そのうち同意書獲得5名

といった具体的な結果が得られた。

　これらのことから言えるのは，現場の薬剤師が，かかりつけ薬剤師サービスの
意義（患者にとってどんなメリット，またはデメリットがあるのか）を理解し，自
らの言葉で話せるようになることが，同意を得るうえのポイントになったという
ことのようだ（一部の薬剤師が，かかりつけ薬剤師指導料について理解不足があ
り，そのために患者に対しての説明が不足となり，患者の理解がえられず，同意
が取れなくなっているケースも少なからずみられるようだ）。

　また，この取り組みにおいて，月1回の研修で実践したことを振り返り，うま
くいかなかったことの改善策をプロジェクトメンバー全員で検討し，また現場に
戻って実践するというマネジメントサイクルを自然とできるように意識変革が進
んでいくことが見てとれた。

（3）　患者主体の服薬支援の実施…「服薬支援計画」の活用

　ここまでは，かかりつけ薬剤師サービスのスタートから，まずは施設基準の届
け出，患者に説明し同意書を獲得するという同サービスの前段階の取り組みで

あった。むしろ重要なのは，同意書を獲得した後にかかりつけ薬剤師指導料を算定し，患者にそのサービスを提供していかなくてはならない。同意書を獲得することが目的になってしまっては意味がない。その同意書を獲得した後の具体的なサービスの際に活用したのが「サービスパス」と「服薬支援計画」である。

◆「サービスパス」と「服薬支援計画」について

　かかりつけ薬剤師サービスは，どの患者に対しても一律に同じサービスをするわけではなく，個々の患者に応じたかかりつけ薬剤師サービスのアウトカムを考える必要が本来はある。しかしながら，同じような特性をもった患者層に対しベースとなるサービスの一覧をもとに対応ができるならば，薬局としてのかかりつけ薬剤師サービスの底上げを図ることができる。そこで作成を試みたのが，サービスパス（図3-16）であった。

　個々の患者に応じたかかりつけ薬剤師サービスのアウトカムを考える，というのは例えば，

対象患者属性			疾病・薬剤			
最終アウトカム 薬剤の適正管理による健康寿命の延伸 1人当たり生涯医療費の削減		中間アウトカム		バリアンス		
時期 役割	外来 タスク		外来外（電話・患家訪問等）タスク 電話	訪問	次の外来 タスク	
かかりつけ 薬剤師						
その他スタッフ						
認定専門 サポート薬剤師 （認知症・糖尿 病・異常脂質 症・高血圧症）						
管理栄養士						
医療機関						
その他						

図3-16　かかりつけ薬剤師 サービスパス（案）

第3章　かかりつけ薬剤師・薬局機能推進の成功のポイントとは？

かかりつけ薬剤師　服薬支援計画　ver

疾病・薬剤 肺気腫、高血圧、心臓病、高脂血症、頭痛、めまい、逆流性食道炎	最終アウト 薬剤の適正 1人当たり生

時期 役割	10 月 タスク		11 月 タスク		12 月 タスク	
	計画	実績	計画	実績	計画	実績
薬剤師	体調確認(血圧、胃、睡眠、禁煙の継続)、食事内容確認、薬の効果、副作用の確認	食欲が戻り、体重も戻りつつある。睡眠はとれている。	体調確認、残薬確認	やけどのようなジリジリ感がとれないため、ビシフロール追加。眩暈、ふらつき注意。腰の痛みあり。	体調確認、残薬確認	腰の痛み[相変わらす そのほか[概ね良好。 じの残薬[日分
管理栄養士	食欲、体重減少があったが、元に戻ったか。必要あればフォロー依頼	フォローの必要なし				
医療機関	残薬、副作用があれば、連絡する。脳神経の薬は継続するか。	脳神経の薬は続けたいとのこと(以前よりも眩暈が軽減した)				
ケアマネ	買い物、食事サポートが必要であれば連絡	自転車で来局できたため、買い物補助は必要なさそう				
上記期間、実施しての結果・状況						

図3-17　かかりつけ薬剤師 服薬支援計画（野澤彩子氏作成）

2 現場での「小さな成功」創出に向けた取り組み例

作成者：野澤　彩子

	当面のアウトカム	
る健康寿命の延伸	臨床的：	禁煙
腰の削減	患者立脚型：	

1 月 タスク		2 月 タスク		3 月 タスク	
計画	実績	計画	実績	計画	実績
調確認、残確認。食事系の確認。	腰の痛み悪化。エキス剤変更。禁煙は2日我慢できない。眩暈は軽快。ビソプロロールの副作用ではなかったよう。食事は魚、肉、ご飯。2時間でお腹空く	体調確認。残薬確認。	1/19～チャンピックス開始して2週間経過。今朝吸ってしまった。深呼吸と吸っているマネだけでも紛らわすことができるようだが…	体調確認。残薬確認。	
次、体重減などあればロー依	一時期体重が減ったが、食欲は戻ってきた				
薬あれば議して調整る	残薬は数日分のみ。				

察（「当面のアウトカム」に照らして）

第3章　かかりつけ薬剤師・薬局機能推進の成功のポイントとは？

　"高齢者で外出可能"な患者であれば，"一人での外出が維持できている""月1回の趣味のゲートボールが楽しめている"，

　"高齢者で施設に入所"の患者であれば，"トイレには一人で行くことができている""一人で食事ができている""転倒をせずに過ごせている"，

　"現役世代で疾病あり"の患者であれば，"症状の悪化が防げている""生活習慣の改善ができている"，

　"子育て世代"の患者であれば，"子育ての不安が解消できている""子供の急病対応をしてもらえる"などが考えられる（※上記は患者立脚型アウトカムであり，「検査値が改善できている」といった臨床的アウトカムや「医療費の負担軽減ができている」といった経済的アウトカムもそれらに対して設定することができる）。

　実際に，サービスパスを作成するうえで次の5つの項目を設定した。

・対象患者属性：例）75歳，自宅から外出可能，独居
・疾病・薬剤情報：例）ピオグリタゾン錠30mg○錠×○日，糖尿病，認知症）
・中間アウトカム：例）コンプライアンスの改善，ADLの改善，血糖値の改善）
・バリアンス（逸脱）：調剤前確認，通常確認，調剤後確認等，それぞれにおいて，シグナルとなる重点情報は何か，逸脱した状況は発見できたか
・タスク：重点アクション，役割と時間軸で（外来・外来外・次の外来）

　これらをもとに，一覧表にしたものが「かかりつけ薬剤師　サービスパス」となる。この「かかりつけ薬剤師　サービスパス」の特色として，注目いただきたいのが，

　　○その患者の最終的なアウトカムと，このサービスパス内で達成しようとする中間アウトカムを分けている
　　○医療機関を含む他職種の役割が考えられている

の2点である。このことで最終の成果を意識しながら当面の目指すべき結果を意識した取り組みの意欲を高めることができ，薬剤師だけでできることを考えるのではなく，『患者のための薬局ビジョン』の中でも指摘されているかかりつけ薬剤師・薬局の要件の一つである「医療機関等との連携」を意識して取り組めるようになる。

この「かかりつけ薬剤師 サービスパス」を作成し，全体像を把握したうえで取り組んだのが，これを個別の患者を対象としたスケジュールに落とし込んだ「かかりつけ薬剤師 服薬支援計画」となる。

実際に現場で作成・活用されたものを見てみよう。

◆ミキ薬局田端店（東京都北区）　管理薬剤師　野澤彩子氏　作成分（図3-17）

ミキ薬局田端店の処方元は，同じビル内の東京女子医科大学東洋医学研究所クリニックとなり，月平均約3,500枚の処方箋を応需。薬剤師14人のうち，4人がかかりつけ薬剤師指導料の施設基準を届け出している（2017年9月現在）。

同計画は，肺気腫，高血圧，心臓病，高脂血症，頭痛，めまいなどの疾病があり5つの医療機関にかかっている，前期高齢者の患者に対し作成したもので，「臨床的アウトカム：禁煙」を設定した。

◆ミキ薬局河田町店（東京都新宿区）　管理薬剤師　小塚貴子氏　作成分（図3-18）

ミキ薬局河田町店の処方元は，隣接する東京女子医科大学病院と付属の膠原病リウマチ痛風センターとなり，月平均約2,000枚の処方箋を応需。薬剤師7人のうち，2人がかかりつけ薬剤師指導料の施設基準を届け出している（2017年9月現在）。

同計画の患者は独居で後期高齢者，アダラート，ヘルベッサー，プレドニンなど13種類の薬剤を処方されている。当面のアウトカムとして「臨床的：血圧

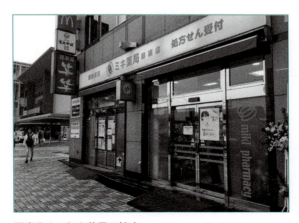

写真3-1　ミキ薬局田端店

第3章　かかりつけ薬剤師・薬局機能推進の成功のポイントとは？

かかりつけ薬剤師　服薬支援計画 ver2

対象患者属性	疾病・薬剤	最終アウト：
■■■■■	アダラート、ヘルベッサー、プレドニン、ウルソ、アスパラCa、ラベプラゾール、ツムラ100、リピトール、αロール、パントシン、カマ、プルゼニド、ブロチゾラム	薬剤の適正 1人当たり生

時期	10 月 タスク		11 月 タスク		12 月 タスク	
役割	計画	実績	計画	実績	計画	実績
薬剤師	血圧の把握 便秘の状態確認 食事についての聞き取り（貧血と診断）	B. P120/60-70　140くらいの事もあり波がある 体質；ほてり現在も冷房を使用、足は素足にサンダル アジルバは毎回抜いて飲んでいる	食事、水分摂取 栄養状態の確認（以前ふらつきあり）	現在もアジルバ抜けてる。血圧140-150と高い。お通じては2.3日に一回で基本は下痢傾向。夜の食欲↓朝はキウイやパプリカ、ハチミツでジュース作る。お昼はお弁当。	血圧コントロール 残薬確認	12/13、12/ ご自宅訪問 残薬の確認 血圧コントロール 120/60 脈と安定 プ ゼニド毎日 錠ずつ服用 →お通じも 日2回に改 中 要介護 と確認
訪問Ns	残薬の聞き取り 訪問頻度確認	残薬すべて把握していないがかなりあると思われる 毎週火曜日に訪問 血圧120-130/60-70 生ハム漬物をやめたら下がっている	他職種介入の有無確認 火曜日に一度訪問させてもらう？ 食事、お通じの状態聞き取り	ヘルパーさんも介入している。 アジルバを服用しないと血圧150-160の為服用するように週に1回訪問以外に電話連絡。現在アジルバ服用で	定期的な連絡	週に一回の訪問で薬の管理がきちと出来ている。
				血圧110-120 お薬カレンダー設置		11/30に紛した処方箋鞄から出てた→薬局に破棄した
				11/30に処方箋紛失		医師へ服薬情報提供書

図3-18　かかりつけ薬剤師 服薬支援計画（小塚貴子氏作成）

2 現場での「小さな成功」創出に向けた取り組み例

作成者：小塚

当面のアウトカム	
臨床的：	血圧120-130維持 便秘解消　残薬なしへ
患者立脚型：	一人で買い物に出かける事が出来る

る健康寿命の延伸
費の削減

1 月 タスク		2 月 タスク		3 月 タスク	
計画	実績	計画	実績	計画	実績
診のない 問もしない 的束してい 月の為、一 電話にて 調確認　来 受診前に 問する旨伝 る　ふる 朝のこわ リの状態確	1包化の朝の薬が、手持ちが2/2までしかなくなってしまったと訪問看護師より連絡あり、2/3急遽受診した。処方内容は、前回と全く同じで医師へ連絡がいっているか不明。ラキソベロンのみ本数調整	2/15の受診前に一度、ご自宅を訪問 残薬の確認 医師への情報提供再度必要か？			
圧、お通じ どの体調確 電話連絡					

第3章　かかりつけ薬剤師・薬局機能推進の成功のポイントとは？

120-130維持，便秘解消，残薬なし」，「患者立脚型：一人で買い物に出かけることができる」と設定した。

それぞれのアウトカムを達成するために，薬剤師の役割としては，「体調確認（血圧，胃，睡眠，便秘，禁煙）」，「食事内容，水分摂取の確認」，「残薬の確認」，「自宅訪問（訪問看護師とあわせて。患家が薬局の近隣であった）」などを計画，実施した。もちろん，通常の調剤・投薬・服薬指導・薬歴記載などはこれまでと同様実施している。また，他の事例として，来局がない月に薬剤師が電話をかけ，体調，排泄の状況，あわせて家の中の状況などを確認するという中間介入を行うケースもみられた。

さらに，この服薬支援計画における一つの重要なポイントである，医療機関を含む他職種との連携について，以下のような取り組みが計画された。

処方元の医療機関とは，「残薬があれば疑義照会，もしくは服薬情報提供」，「副作用があれば連絡」。

さらに同社の管理栄養士に協力を依頼し，「体調確認（食欲）」，「食事内容，水分摂取の確認」，「栄養相談」を想定。

訪問看護師とは，「残薬についての聞き取り」，「他職種介入の有無確認」。

ケアマネジャーとは，「買い物のサポート」，「食事のサポート」。

患者家族とは，「周囲環境の把握」，「配偶者によるフォロー状況の確認」，「転倒リスクへの配慮」などの取り組みが検討された。

そして，計画したものが実施されたかどうか，実績の欄に実施したことを記載してもらっている。これらが一枚のシートにまとめられており，取り組みの推進と連携が促進されやすくなった。それがこの服薬支援計画の大きな価値だと言えるであろう。

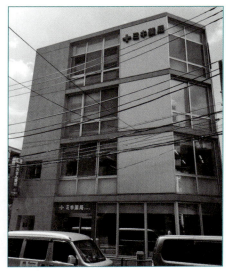

写真3-2　ミキ薬局河田町店

(4) 取り組みにおける成果…中間アウトカムの改善70%（同意者中）

このプロジェクトにおける取り組みの成果としては，中間アウトカムの改善が進んだことがまずあげられる(図3-19)。対象患者を110名に抽出し，そのうち服薬支援計画を27人に策定。そのうち，4割弱にあたる，10名が中間アウトカムの同意を取ることができた（患者に中間アウトカムを伝え，これを目指して一緒に協力して取り組むことの同意ができた）件数である。そして，そのうちの7名が中間アウトカムのうち1項目でも改善できた結果で，中間アウトカム全項目の改善が達成できたのが2人であった。患者と中間アウトカムが同意できていれば（アウトカムのすべての目標達成は難しいまでも）7割の患者が改善したという結果になった。

「アウトカムを設定することで，患者さんがやる気になってくれた。薬剤師が相談に乗ることで、いろいろ勉強にもなるし、やりがいがもてるのでは」（野澤氏），「薬剤師の想い（アウトカム改善に向けて一緒に取り組んでいきたい）が患者に伝わったこと。そんなこと考えてくれているのね，気にしてくれているのね，と感じてもらえたこと。薬剤師が高いモチベーションを維持し，取り組んでくれた」（小塚氏）といった取り組んだ患者からの反応や，それに対して薬剤師のやりがい・モチベーションにつながるといった声を聞くことができた。

患者，薬剤師双方に，大きな効果があったことがわかり，数字で表れるものだけではなく，患者の薬剤治療への意欲向上，薬剤師への信頼感などが得られた。また薬剤師は，改めて医療従事者としてのやりがいや使命感などを感じることができたといえるだろう。

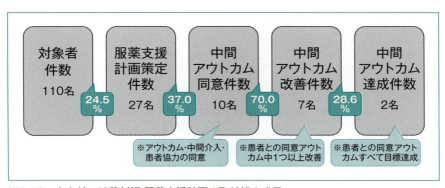

図3-19　かかりつけ薬剤師 服薬支援計画の取り組み成果

第3章　かかりつけ薬剤師・薬局機能推進の成功のポイントとは？

　他にも，野澤氏は，「本来の薬局としての機能ができつつある」，「病院やドクターだけではなく，薬局薬剤師として，患者の健康寿命の延伸に関わることができた」，「患者さんとの信頼関係が構築できた」などを得られた成果として振り返っている。

(5) 取り組みのポイント…患者との中間アウトカムの同意がカギ

　この成果を創出していくうえで，重要なカギとなったのが，「患者への中間アウトカムの設定とその同意の獲得」であった。対象患者の状態をもとにした服薬支援計画でのアウトカムを設定することに加えて，その中間アウトカムを患者に伝え，「『これを目指して一緒に取り組みましょう』と協力してもらうことの同意をとる」ことが大きなポイントとなったのである。

　というのは，患者に合意をしてもらえれば，服薬遵守の徹底が進んだり，残薬の有無・検査値の共有などアウトカムの改善や達成に効果的なことがやりやすくなるためである。かかりつけ薬剤師サービスにおいて「同意をとる」ということは通常「かかりつけ薬剤師の選定の同意」である（もちろん点数算定上は必要）が，患者も「自己の健康寿命の延伸のために本気になる」という同意が得られれば，そのことだけでも大きな一歩になるだろう。あくまでも薬剤師は薬剤管理を通してサポートする立場であり，薬を飲んで病状・体調を改善するのは患者である。その薬物治療の主たる患者の協力体制にあるか，自らその気になり改善させようと強く意識しているか，がポイントであるとわかった。

　第2章で「服薬アドヒアランス」という用語の薬学会や厚労省資料での定義等を紹介した。そこには共通して「患者の服薬治療の方針決定の関与と理解」と記述されており，この中間アウトカムの同意を得ることは「服薬アドヒアランス」を実現する一つの方法といえるだろう。

　また，取り組みの工夫として今回の実践者であるお二人に伺った内容を紹介したい。

　「自分がいないときのために，他の薬剤師への引継ぎ（必要な聞き取り事項は何か，次回の来局日はいつか）をしっかりと行うこと。主に，薬歴の機能のポップアップで，画面に表示されるようにした」（野澤氏）といった工夫がなされているという。かかりつけ薬剤師がいないときの対応として，別の薬剤師が対応できることが認められているが，結果としてこの「服薬支援計画」がその引継ぎのツールに

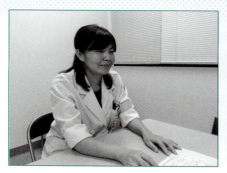 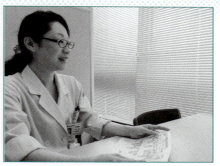

写真3-3　野澤彩子店長(ミキ薬局田端店)　　写真3-4　小塚貴子店長(ミキ薬局河田町店)

なっていた。

　「患者のモチベーションを維持すること。そのために一人でやらない，させないことを意識し，家族を巻き込みサポートしてもらった」(野澤氏)，「かかりつけ薬剤師だけがやるのではなく，同じ店舗の他の薬剤師や，他職種との連携が欠かせない」(小塚氏)といった回答が得られた。

　患者とかかりつけ薬剤師という1対1の関係だけではなく，それを中心とした周りのサポート・連携が非常に重要であることが，改めて認識された。

(6) 今後の課題

　今後の課題として，一過性にせず継続してきたいこととして，野澤氏は「患者さんのアウトカム同意がポイント」，「当初のモチベーションを維持するためにサポートする」，「栄養士との連携」，「地域のサービスを活用」などをあげた。小塚氏は，「ドクターとの連携が課題」，「患者に現状がわかるように，服薬支援計画の提示を工夫してはどうだろうか」と意欲を示している。

　今回の取り組みは，かかりつけ薬剤師が患者本位の医薬分業の実現に寄与できる好例となったといえるだろう。現状では，すべての患者に服薬支援計画を策定して今回のような取り組みを行うことは時間的な制約もあり困難かもしれないが，重点対象患者に対し策定することで，そこで得られた見識は策定しなかった他の患者にも応用展開しやすくなる。ここにかかりつけ薬剤師のあるべき姿のヒントの一つがみえたように感じられる。

▶▶▶ ② 患者の服薬遵守水準を見抜くことから始める
〜ファーマみらい全快堂薬局小浜駅前店〜
〈かかりつけ薬剤師現場での事例②〉

(1) 患者の自身の健康や症状についての関心はそれぞれ

「いろいろと薬や健康のことを相談したい人もいれば，あまり話をしたくない人もいる。そのため，同意書算定の際には，患者に対してYes/Noではなくオープンクエスチョンを活用し，服薬遵守水準を推し量ることが先決」。2016年5月に新規開局したファーマみらい全快堂薬局小浜駅前店（福井県小浜市）では，かかりつけ薬剤師推進にあたり，来局患者の服薬遵守水準の洞察に力を入れる。

小浜駅前店は，2016年4月に開院した「しんたにクリニック（内科・小児科他）」の門前として開局。その直後から同意書獲得を進め，現在では同意患者60人強，月平均で40人にかかりつけ薬剤師機能を提供するに至っている。「自身の疾患や服用薬に対して理解度が高い患者ほど，かかりつけ薬剤師の役割を理解し，同意書の記載に賛同してくれる」と管理薬剤師の前川康次氏は語る。患者の来局時からの様子や言動を注意深く洞察することで，いったん服薬遵守水準を推測。その後の服薬指導時において，オープンクエスチョンで健康に関する質問をした結果，健康に関心が低い人は，自身の症状に対しても関心度が低く，かかりつけ薬剤師に同意しない傾向があることがわかった。「まだまだ全国でもかかりつけ薬剤師の認知が進んでいないことはもちろん感じる。しかし，それは薬局の立地やサービス内容の理解度だけでなく，患者自身の健康や症状への関心度に大きく左右され

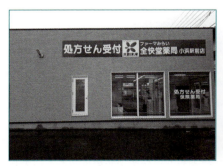

写真3-5　株式会社ファーマみらい
　　　　　全快堂薬局小浜駅前店（外観）

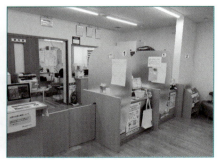

写真3-6　株式会社ファーマみらい
　　　　　全快堂薬局小浜駅前店（内観）

ることもあるのではないか」と前川氏は推測する。「一方で，かかりつけ薬剤師に同意いただける患者の多くは，自身の症状における不安な点を薬剤師に相談することでより専門的で細やかな服薬管理のサポートが受けられることに前向きな賛同をしてもらっている」とのことである。

前川氏から現在しんたにクリニックと同薬局に通う60代女性患者の事例を語っていただいた。その患者は同薬局が開局した2016年5月以前から，杉田玄白記念公立小浜病院(456床：一般246床，療養100床，結核8床，感染症2床，精神100床)に通っていた。その後症状が一定水準まで改善したため，足が不自由であることから自宅近くのしんたにクリニックを紹介されたという。それに伴い，同薬局で処方薬を受け取ることとなったが，オープンクエスチョンにより患者情報を収集した際，患者は自身の症状について一定の病識があり，一包化での服用薬のコンプライアンスも良好と前川氏は判断していた。しかし，自身の健康について不安を抱えている言動があったため，かかりつけ薬剤師制度を提案したところ，快く同意に応じたとのことである。

さらにその後，この女性は歯茎の腫れ・痛みから公立小浜病院の歯科へ通い，切開手術をする流れとなった。この際，現在服用中の抗血栓薬「バイアスピリン」の働きによる手術時の余剰な出血が懸念されたため，前川氏より患者に対して公立小浜病院ならびにしんたにクリニックの医師にバイアスピリンを服用中であることを伝達したかどうかの確認を行った。患者からは双方の医師へは伝達済みであり，脳疾患を踏まえれば，止めるリスクの方が大きく，服用し続けても問題ないとの返答を得たとのことだった。

この一連の流れを踏まえ，「当該患者には，かかりつけ薬剤師が継続的かつ一元的に服薬管理を行い，患者の容態を継続的に把握するといった意義を認識いただけたのではないか」と前川氏は表情明るく語った。なお，この患者の手術は取材時の翌週に控えているとのことであった。

(2) 地域に根差すために…地道な健康フェアの開催

また，上記のように外来時における一元的・継続的服用管理はもちろんのこと，小浜駅前店では，地域住民により自身の健康に関心をもってもらうため，一次予防につなげる情報共有の場として健康フェアの積極開催にも力を入れている。前川氏は，「まだまだ，大きな企画ではないが，少しでも自身の健康に興味を持って

もらうため，定期的に健康フェアを実施し，地域住民の皆様へ気軽に来局いただける環境作りを心掛けている。その際の健康相談には，薬を飲んでいるからという理由ありきではなく，一次予防に貢献し地域の健康に奉仕したいという気持ちで実施している」と今後の継続開催にも意欲を見せた。

(3) 患者と服薬水準の改善・維持の同意を！

現行のかかりつけ薬剤師制度は，その第一歩として同意書の取得が行政より要件に示されているが，本来の意義としては「薬剤師からの改善意欲のみで同意提案をするのではなく，患者自身が健康増進や維持を目指す傍らで，かかりつけ薬剤師が服薬管理などの健康サポートを実施する」といったパートナーにも似た関係性が必要であると考えられる。そして，その関係性を構築する前段としては，疾患や服用している医薬品の内容ではなく，「患者自身がそもそも健康増進や維持に関心をもっているか」，ひいては，「健康で居続けたいと願っているか」，を察することから始まる。そういった意味で薬剤師が患者の病識の水準を察し，服薬遵守の水準を測り知り，そのうえで患者に対しその改善・維持の同意を図るということが重要である。

(4) かかりつけ薬剤師に対する事業推進部の想い

さて前述の小浜店前川氏のように，かかりつけ薬剤師のメリットを患者へ訴求し，同意書獲得に繋がる成功事例は確かに存在する。しかし，すべての患者からかかりつけ薬剤師に対し，前向きに理解を示してもらえるわけではない。医療や介護に対し多様な視線が集まる高齢社会において，かかりつけ薬剤師推進についての想いや全社としての支援方針を同社事業推進部の神野和官氏に聞いた。

「かかりつけ薬剤師によるサービスの提供は，本来あるべき姿への回帰の意味合いがある，と考えている。処方箋という入場券がなければ薬局へ入れないのではなく，何かあればまずは薬局へ相談してもらえる

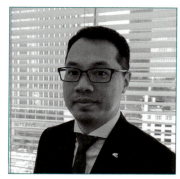

写真3-7　株式会社ファーマみらい　神野和官氏

2　現場での「小さな成功」創出に向けた取り組み例

ように，いかに密な信頼関係を構築できるかが課題となるのではないか」と神野氏は話す。続けて，「現代では，患者意識として診療所やクリニックを受診する際に，『○○先生に診てもらいに行く』というケースが多いと感じる。薬局業界においても，『薬剤師の△△さんから薬をもらいたい』があたりまえになるのではないかと考えている。ただこれは，薬剤師間の格差が広がることをも意味している。だからこそ，かかりつけ薬剤師として選ばれるよう一定水準以上の薬剤知識はもちろん，人柄や能力・スキルの研鑽は欠かせない」と事業推進部としても，かかりつけ薬剤師普及に前向きな姿勢を示す。

(5)　かかりつけ薬剤師の推進における課題「成功事例の共有」

さらに神野氏によると，かかりつけ薬剤師の推進にあたりいくつかの課題があるという。課題の1つ目は「成功事例の共有」だ。2016年度改定に幕を開けた，かかりつけ薬剤師制度ではあるが，当初現場の反応にはムラがあったという。このかかりつけ薬剤師制度を職能発揮の機会と捉え，説明と普及に努める薬剤師が多数いた反面，店舗環境や処方元の診療科目などを理由に成功イメージがもてず，モチベーション喚起が必要となる薬剤師がいたことも確かだ。これに際し，事業推進部がまず始めたのが「成功事例の共有」だ。同社は北海道・九州・四国を除く全国で372店舗（平成29年3月末現在）を展開するが，いくつかの事業部に分かれており，店舗におけるかかりつけ薬剤師によるサービスの提供や同意書取得に関する成功事例を共有している。同社では，内科・循環器科等を主に応需している薬局における同意書取得が目立つが，眼科や皮膚科などが多い薬局での同意書取得の事例を共有し，薬剤師へ成功イメージをもってもらうことから始めている。これらの積み重ねにより，かかりつけ薬剤師として高めるべき能力・スキルや特性が明確になりつつあるとのことだ。

(6)　かかりつけ薬剤師の推進における課題「システム活用による業務効率化」

課題の2つ目は「システム活用による業務効率化」である。かかりつけ薬剤師を推進すべきとの認識をもちながらも，店舗の日常業務へ新たな業務が加わることによる薬剤師の負担の増加を懸念している。これに対応するため同社では，業務の効率化を目的としたシステム活用を推進している。現在，同社が採用しているシステムに，音声認識薬歴作成支援システム「ENIFvoice SP+A」や音声認識・電

第3章　かかりつけ薬剤師・薬局機能推進の成功のポイントとは？

子薬歴一体型レセプトコンピュータ「ENIFvoice Core（エニフボイス コア）」などがある。また，薬局内において，薬剤師・医療事務・その他スタッフの業務や作業を洗い出し，その後優先順位を決め，各種システムへ移管することで，業務の高水準化と時間短縮を図っている。薬歴記載業務は薬剤師のみが行う重要な業務であることから，業務効率化の優先度は高いとのことだ。「2年に1度の報酬改定を機として，薬局がやるべき（もしくは，やらなければならない）業務は増え続けているが，長期的に課題に取り組める体制を作ることが重要。アナログな業務をいかにシステムへ置き換えていくかがポイントとなる」と神野氏は言う。さらに，薬局業務一元管理システム「ENIF本部」を導入することで，日次のデータを各店舗から収集し，事務作業の効率化にも取り組んでいる。

神野氏によれば，将来は商品の自動発注によって薬剤師や事務員の「（発注量を）考える時間」を削減することも視野に入れている。自動化により欠品が減れば，医薬品が不足し卸業者へ急配依頼する際の「通話時間」や，後日患者宅へ郵送する際の「パッキング作業・時間」も抑えることができるとのことだ。

「すでに，薬局業界における業務効率化の流れは『機械やシステムによる自動化』にシフトしている。今後は調剤業務においても，費用対効果や市場価格を見ながら導入を検討したい」と，職場環境の改善に対して神野氏の想いは強い。

（7）さらなるかかりつけ薬剤師機能の発揮へ…地域包括ケアでの多職種連携

最後に，神野氏へ今後かかりつけ薬剤師が，高めるべきさらなる役割について聞いた。「やはり，2025年の地域包括ケアに対し，職能が発揮できることが大前提。患者に対して何を提供していくかはもちろんだが，ドクターを始めとした在宅医療・訪問看護・介護等に関わる職種や管理栄養士，卸のMSなどとの多職種連携は欠かせない。当社内での連携だけではなく，やはり地場での多職種連携が重要だろう。また，かかりつけ薬剤師の役割として，『在宅』『高度薬学管理機能』『病気の予防』などの機能も高めていきたい。仮に患者が薬局に来局しなくても，サービス提供をする必要があり，外来に限ったものではないと認識している。そして，薬剤師だけではなく，医療事務や薬局に関わる全スタッフが協力し合い，結果として『薬局のファン作り』を進めていきたい」とのことであった。

2 現場での「小さな成功」創出に向けた取り組み例

▶▶▶ ③ かかりつけ薬剤師・薬局サービスに関するパターン分析
　　〜ぼうしや薬局（兵庫県姫路市）〜
　　　　　　　　　　　　〈かかりつけ薬剤師現場での事例③〉

(1) かかりつけ医との連携がポイント
　　〜ぼうしや薬局のかかりつけ薬剤師の取り組み

　「かかりつけ医との連携なくして，かかりつけ薬局はありえない。かかりつけ医との密な連携を進め，いかにコメディカルとして支えることができるかが重要」と，姫路市・宍粟市に保険薬局24店舗を展開するぼうしや薬局（本社：姫路市）の安田幸一上席執行役員は強いメッセージを発信する。

　ぼうしや薬局城東店では，メイン医療機関となる寺田内科・呼吸器科医院との連携により，患者受診後の継続的な予後改善に努めている。安田氏によれば，「従来，医師により吸入デバイスが変更された場合，院内で患者へ指導するケースがほとんどでした。しかし，城東店では連携により吸入指導箋の受諾後，当店の薬剤師が吸入デバイスの使用説明・実演を行い，患者帰宅後において実際吸入できなかった場合のフォローを特に大切にしていま

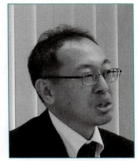

写真3-8　ぼうしや薬局
　　　　安田幸一氏

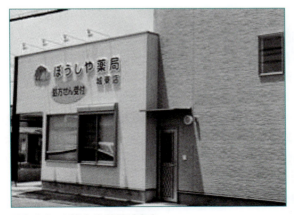

写真3-9　ぼうしや薬局城東店

149

第3章　かかりつけ薬剤師・薬局機能推進の成功のポイントとは？

す」という。また，服薬指導時，吸入デバイスの使用に不安があると薬剤師が判断した患者へは，翌朝に薬局側から電話フォローを行い服薬状況の確認を欠かさない。さらに，特段の不安がない患者においても帰宅後実際に吸入困難だった際には，城東店へ連絡をもらい，両日中に来局いただき再指導するなど，その吸入フォローについての取り組みは徹底している。

加えて，実際に吸入が困難であった患者に関しては服薬情報提供書（図3-20）を通し，その旨を寺田医師へ報告することも忘れない。これらのような取り組みも相まって，医師側からも患者への吸入デバイスの再指導依頼があるなど医院と薬局の信頼関係は強固だ。

その結果として，同店においてはデバイスの使用をドロップアウト（治療の中途断念）する患者が激減しており，患者のコンプライアンス改善へも貢献している。今後は，これまでの取り組みを整理・精査し，ドロップアウトと認知症との関係性に着目しさらなる共同調査を実施していくとのことだ。

「かかりつけ薬剤師・薬局制度は，かかりつけ医との連携次第で，その効果を最大限にできる制度と考えています」と安田氏。この取り組みは，かかりつけ医とかかりつけ薬局が密な連携体制を構築し，継続的な薬学管理につながった好事例といえるだろう。

(2)　かかりつけ薬剤師サービス推進のための成功ポイント

「ただ，城東店の事例はあくまでも，かかりつけ薬剤師・薬局機能の一モデルにしか過ぎないと考えています。薬剤師による在宅業務にも個人在宅，終末期在宅，施設在宅等があるように，かかりつけ薬剤師・薬局サービスにも患者の状況などによっていくつものパターンがあるのではないでしょうか。平成28（2016）年度の調剤報酬改定で示された，かかりつけ薬剤師指導料の要件もあくまでもそのための基本として捉えています」と安田氏は言う。

同社においては，かかりつけ薬剤師指導料の算定を平成29（2017）年に入ってから重点的に取り組んでいる。開始後から同年7月までにおいては計300件を超えているとのことだが，各店舗の進捗度の違いを踏まえ，かかりつけ薬剤師・薬局サービスの推進には検討しておくべきいくつかのポイントがあると考えている。同社におけるかかりつけ薬剤師・薬局機能をより推進するためのポイントを，「患者環境要因」と，「薬局サービス要因」の2つに大別しているとのことだ。

2　現場での「小さな成功」創出に向けた取り組み例

○○　内科

○○　先生

薬局名：　ぼうしや薬局　城東店

担当者：　□□　□□　　印

いつもお世話になっております。
患者様の服薬に関する情報を提供させていただきます。

患者様に関する情報

○　○　○　○　様

昭和　○○年 ○月○ 日生 （ ○才 ○ヶ月）

吸入手技の不備について
　【処方箋発行日・調剤日】平成○○年○月○日

　【1.薬剤師からみた本情提供の必要性】
　　フルティフォームの吸入手技における問題点を報告いたします。

　【2.処方薬剤の使用状況】
　　前回9/1受診でフルティフォーム56吸入用が処方され、本来なら9/14まで吸入可能なところ、
　　すでにカウンターが「0」になっている
　　14日分のところ7日で使用
　　デモ器を使用し、普段の様に吸入して頂くと、1回の吸入に口を空けたまま、立て続けに2-3回
　　シュシュと噴霧する。1日2回、1回2吸入のところ、苦しい時に頻回の使用している。エアー漏れ
　　の心配があったため、以前からスペーサーを付けての吸入を勧めていましたが使用していなかった。

　【3.患者の訴え】
　　カウンターが「0」になったので、今日も吸わずに受診した。
　　咳込みはマシになっている

　【患者に対する服薬指導の要点】
　　再度吸入指導：吸入器の持ち方、1吸入に1噴霧を丁寧に2回繰り返すこと、深呼吸のようにゆっくり
　　吸う事等を説明。
　　・エアー漏れがあるなら、スペーサーを使用する事を伝える。
　　・頻回使用による副作用の可能性もお伝えする。
　　・エアーがかなり漏れていたが、頻回使用されたためか症状は改善された。
　　（FENO/PEF共に改善）

　　正しい吸入手技を継続することを指導しました。
　　今後も定期的に吸入手技を確認致します。

以上の情報を提供させて頂きます。
ご確認よろしくお願いいたします。

ぼうしや薬局　城東店
兵庫県姫路市城東町五軒屋4-26

TEL : 079-226-0133　　FAX : 079-226-0177

図3-20　服薬情報提供書（例）

第3章　かかりつけ薬剤師・薬局機能推進の成功のポイントとは？

1 ）患者環境要因…薬局との関係の深さと地域性

　このうち「患者環境要因」（図3-21）については，「①患者が感じる薬局との関係の深さ」と，「②患者宅周辺の地域性」，が重要なポイントになり得るとのことである。①については，患者の立場に立ち，「どのような薬剤師が，かかりつけ薬剤師として信用できるか，どこの薬局をかかりつけにしたいか」を検討した結果，「自分と自分の疾患のことを長年よく知ってくれているという安心感こそが，選ばれるかかりつけ薬剤師には最重要」との結論に至った。至極あたりまえのように聞こえるが，「患者が感じる薬局との関係性の深さ」を「どのように形成するか」が店舗によって異なり，それが成否を分けるポイントであるとのことだ。

　同社ではこのポイントを「薬局がどれだけ長く深い時間を患者とともに過ごしてきたか」を判断基準としてみている。そしてこのポイントを構成する要素は，「ⅰ）かかりつけ医の診療科目」，「ⅱ）かかりつけ医開院からの経過年数」，「ⅲ）かかりつけ医の診療科に関する薬剤師の病識」とのことだ。各店舗におけるかかりつけ薬剤師指導料の実績結果をみてみると，「ⅰ）かかりつけ医の診療科目」については，患者が軽疾患に罹った際に自宅の近隣ですぐに受診できる内科の門前薬局において算定が多いことがデータとして表れた。一方で，皮膚科や眼科に関しては，患者の意向として「距離」よりも「質の高い」医院を選びやすく，薬局から患者宅の距離が広範囲に広がる傾向が高いとの結果となった。患者にとっても，自宅から遠距離の薬局をかかりつけとする場合，皮膚科や眼科においては，どうしても迅速かつ充分にメリットを享受することが難しい。また，小児科においても，小児患者自身の受診年数が5年前後であるとして，親との関係性が長期的に形成しにくい科目であるとのことであった。

　次に「ⅱ）かかりつけ医開院からの経過年数」については，まさに薬局が患者とどれだけ長い時間をともにしてきたのかを端的に表している。ただし，かかりつけ医の開院からしばらくの年数を経て保険薬局を開局した場合，患者の意識としてはかかりつけ医による症状改善・安定への貢献が高いとして，保険薬局としては開局後からともにするための長い時間を要す。

　そして，最後の「ⅲ）かかりつけ医の診療科に関する薬剤師の病識」は，薬剤師が患者の疾患についてどれだけ専門性を有し，的確に薬学管理指導ができるかに影響する。表面的な薬学管理指導にとどまれば，幾分かの「長い」時間を過

152

ごしても,「深い」時間にはなり得ない。薬局が提供するサービスとしての接遇力や薬剤を始めとする説明能力向上等のソフト面の努力は最低限兼ね備えておかなければならないとのことであった。

一方,「②患者宅周辺の地域性」に関して,同社ではいわゆる「患者宅と薬局間の心理的距離感」がかかりつけ薬剤師・薬局の推進には大きく影響すると考えている。心理的距離感とは,物理的な患者宅から保険薬局の距離を表しているのではなく,患者が暮らす地域のメインとする移動手段や時間の流れるスピード感を踏まえたものであるという。同社ではこれにあたり,まずGIS(Geographic information system)を活用し,薬局を中心とした半径何km以内に患者居住地がどれだけ集中しているかを測るエリアマーケティングを実践している。これによるデータ解析を踏まえ「仮に患者宅と薬局間が電車を何駅も乗り継ぐ距離であれば,かかりつけ薬局としてのメリットは訴求しにくい」と考えている。ただし,あくまでも心理的距離は,前述のように「患者地域のメイン移動手段と時間の流れの差の影響も受ける」と推測しており,「都心の30分と,地方の30分では移動できる距離に差がある。地方は都心に比べ,心理的距離が長くても,かかりつけ薬局に選んでくれる可能性は高まる」と明かす。そのような意味で,患者の立場になれば,かかりつけ薬剤師・薬局サービスの成功要因は

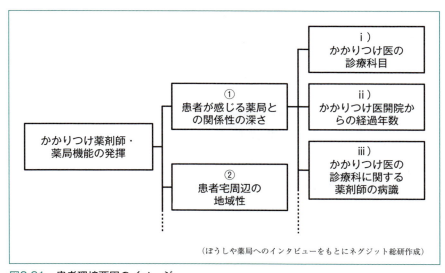

図3-21　患者環境要因のイメージ

第3章　かかりつけ薬剤師・薬局機能推進の成功のポイントとは？

時間的・物理的条件が大きく影響していることは否めないとのことであった。

2）薬局サービス要因…薬剤師のコミュニケーション力がカギ

患者によるかかりつけ薬剤師・薬局選定の条件すべてが，これまでのようないわゆる薬局立地というハード面に依存するのかというとそうではない。同社が考えるもう一つの条件が「薬局サービス要因」(図3-22)である。特に根幹と考えている要素は「薬剤師のコミュニケーション能力」であり，中でも「ⅰ）傾聴力」，「ⅱ）情報収集力」，「ⅲ）患者への興味」は欠かせないという。

結果として，かかりつけ薬剤師に選ばれるためには『患者からの信用』を得た後に同意書をいただかなければならない。そして，そのためには服薬指導を含む対話において，患者に『いかに今後も自身のことを話したい薬剤師』と感じてもらえるかが重要とのことだ。患者の立場に立てば，初めて対応してもらう薬剤師から，かかりつけ薬剤師の同意の依頼があったとしても，信頼関係がなければ『今後も話をしたい』と思うことは難しいのではないだろうか，と同社は考える。「こういった意味で，患者へ興味をもち，相互に人となりを知る努力を欠かさず，患者から積極的に話したいという環境を作ることのできる薬剤師は，かかりつけ薬剤師としての役割を発揮しやすい」とのことだ。

3）点数は後からついてくるもの…個の患者に必要なサービスを！

最後に，同社へ保険薬局業界全体におけるかかりつけ薬剤師・薬局サービス浸透のポイントを伺った。安田氏によれば「業界内においても時折，患者環境

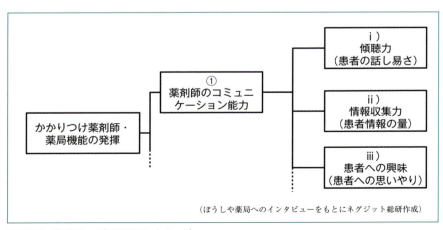

図3-22　薬局サービス要因のイメージ

などを踏まえずにかかりつけ薬剤師・薬局サービスの同意書の量を確保しようとするケースも少なくないように感じています。このような取り組みですと平成28（2016）年度調剤報酬改定において，新たに要件となったから『同意を取らなければいけない（もしくは取るべきである）』と認識されているようにみえてしまいます。かかりつけ薬剤師・薬局サービスの基本形が行政から示されたことは好ましいことですが，薬剤師・薬局自身で『かかりつけ』に対して，もっと俯瞰的な目を養う必要があるのではないでしょうか。我々は『かかりつけ薬剤師指導料・包括管理料』をあくまでも，個々の患者さんへ必要と考えるサービスを提供し，そのアウトカム創出を支援したことによって算定できるものとして捉えていきたいと考えています」とのことであった。行政から示されたから「同意を取る」，「件数を確保する」ではなく，薬剤師自身が「（個の患者である）○○さんに必要なサービスと考える」から提案するといった本質的な意識を浸透させなければ，かかりつけ薬剤師・薬局の取り組みは患者や地域に浸透せず，一時的に終わってしまうことを懸念されているようだ。

▶▶▶ ④ 徹底した仕組化でかかりつけ薬剤師機能のアウトカム創出を実現
～日本調剤株式会社（東京都千代田区）～
〈かかりつけ薬剤師現場での事例④〉

（1）日本調剤のかかりつけ薬剤師機能の取り組みの現状

かかりつけ薬剤師指導料同意書件数：約32万件（薬剤師1人あたり同意書取得件数累計169件），かかりつけ薬剤師指導料算定件数：約122万件（薬剤師1人あたり指導料算定件数6月単月72件）。

この数字は，日本調剤株式会社の2018年3月期第1四半期決算説明資料において公表された数字である（2017年10月24日現在）。

他にも，かかりつけ薬剤師は全薬剤師の45％，かかりつけ薬局（かかりつけ薬剤師の薬局施設基準を届出済の店舗数）は全薬局の92％，残薬調整金額（かかりつけ薬剤師による残薬調整によって削減された金額，同第1四半期期間中）は3,510万円，という成果を示す数字が同時に公表されている。

以上が，日本調剤のかかりつけ薬剤師機能の取り組みの現状を端的に示したものである。

第3章　かかりつけ薬剤師・薬局機能推進の成功のポイントとは？

ここで改めて，日本調剤について紹介したい。

日本調剤株式会社を含む日本調剤グループは，調剤薬局事業，医薬品製造販売事業（日本ジェネリック株式会社，長生堂製薬株式会社），医療従事者派遣・紹介事業（株式会社メディカルリソース），医薬コンサルティング事業（株式会社日本医薬総合研究所）を事業内容としている。

調剤薬局事業においては，2018年3月期第1四半期決算によると，店舗数564店，売上高49,387（百万円），営業利益2,511（百万円）という結果になった。また同期間において，処方箋枚数は3,356千枚，処方箋単価は14,547円となっている。

全国の大学病院門前において40％以上の出店と大病院門前のシェアが圧倒的に高く，また1店舗あたりの売上高も高いのが日本調剤の店舗の特徴と言える。

では，なぜ上記のような圧倒的な成果を出すことができたのであろうか？　その背景や仕組みを見ていこう。

（2）薬剤師のもう一つのライセンス…「かかりつけ薬剤師」に取り組む意義

この度，日本調剤株式会社深井克彦常務取締役に話を伺うことができた。深井氏は，日本調剤が「かかりつけ薬剤師」に取り組む理由として，「日本調剤の戦略というか，これは国が求めるもの，進めているもので，その動きを先駆けて100％やっていく。その一環だ」と言及した。

またそういった国の方向性を先行型で進めていくことになった出発点は，2008年より始まった後発医薬品調剤体制加算の導入からだという。こういった姿勢が今回のかかりつけ薬剤師への取り組みの土壌となっている。

それに加えて深井氏は，「2025年に向けて構築が進む，地域包括ケアシステムの単位は中学校区。それにあわせて，薬局も集約されていく。そして今後，国が求めていくのが，ひとつは未病・予防を踏まえた健康サポート機能，もうひとつは高度薬学管理機能。その基本がかかりつけである。薬

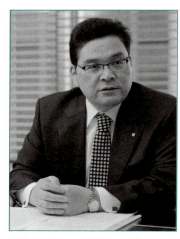

写真3-10　日本調剤　深井克彦氏

2 現場での「小さな成功」創出に向けた取り組み例

剤師は，もともと国家資格がありそれをベースとすると，『かかりつけ薬剤師』とはもうひとつのライセンスではないか。当社としては，すべての薬剤師をかかりつけ薬剤師に，すべての薬局をかかりつけ薬局にしていくつもりだ。さらに，かかりつけの延長に在宅医療があるとも思っている」と語ってくれた。

ここで述べられているのは，無論「患者のための薬局ビジョン」で示された新しい薬局像である。それに忠実に取り組んでいこうという明確な意志を感じることができた。

では実際に，現場ではどんな成果が出ているのか，その詳細を見ていく。

(3) かかりつけ薬剤師による残薬調整金額4半期で3,510万円…かかりつけ薬剤師機能の取り組みの成果

同意書件数，算定件数，残薬調整額，かかりつけ薬剤師・薬局の数については先に述べたとおりで，これらは決算説明資料などで公表されているものである。

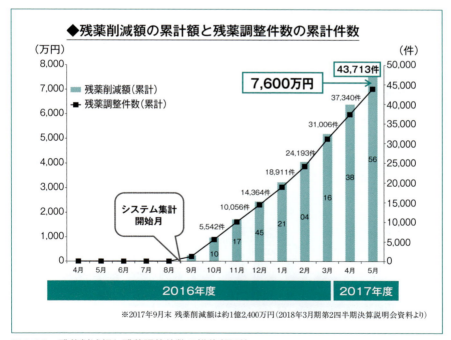

図3-23　残薬削減額と残薬調整件数の推移（累計）

157

第3章　かかりつけ薬剤師・薬局機能推進の成功のポイントとは？

　他に，定量的な成果について伺うことができた。ひとつは，かかりつけ薬局指導料を算定している処方箋の割合である。現在，全店舗平均では約13％程度だという。弊社で調査している薬局データ（母数約250店舗）においては2.3％程度という結果だが，それに比べると圧倒的に高い数字となっている。そしてそれを，深井氏は20％まで引き上げる予定だという。

　また残薬調整金額については，同社薬局の場合，新規患者が今後も増えていくので（大学病院門前では新患率は10％以上あるという），一過性のものではなく毎年継続できる数字だとしている（図3-23）。

　その残薬調整金額は，かかりつけ薬剤師とそうでない薬剤師では，約1.7倍の差が出ている。その理由として，かかりつけ薬剤師になることで患者との接点が増え，他の医療機関の処方箋情報など，これまで聞けなかったことも聞くことができることがあげられる（図3-24）。

　また同社では，治癒を目指すのでなく維持を目的とした生活習慣病の薬は，他の薬と比べ残薬調整効果が高いとのこと。そしてこういった残薬調整の取り組みは，トレーシングレポート（服薬情報提供書）の活用もあり，医療機関を始めとす

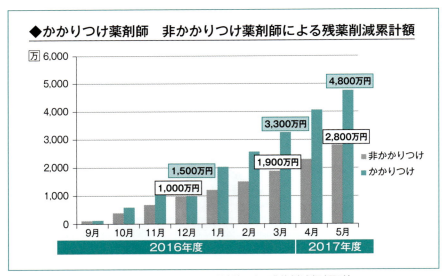

図3-24　かかりつけ薬剤師と非かかりつけ薬剤師別の残薬削減額（累計）

2 現場での「小さな成功」創出に向けた取り組み例

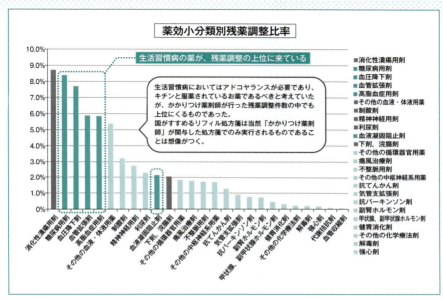

図3-25　薬効小分類別残薬調整比率

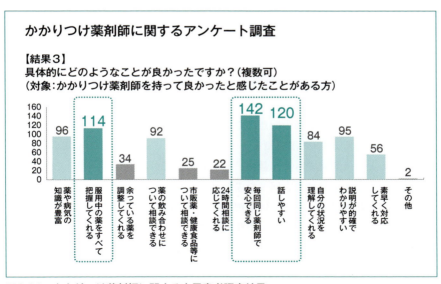

図3-26　かかりつけ薬剤師に関する来局患者調査結果

第3章　かかりつけ薬剤師・薬局機能推進の成功のポイントとは？

る多職種との連携につながっているという(図3-25)。

　また副次的な成果もあがっている。かかりつけ薬剤師になることで，患者からすれば専任の薬剤師ができ，それに対応していくことでその薬剤師が評価され，信頼を得て，患者の定着率向上につながっていくという。大学病院門前であっても，他の医療機関の処方箋も持参してもらえ，結果的に集中率を下げる要因にもなっている。それによって調剤報酬増につながり，経営的に非常に大きな影響をもたらしている。好循環が生まれていることがわかる(図3-26)。

(4) 取り組みの数値化と経験の共有化…かかりつけ薬剤師機能における成果を出すためのポイント

　ここまで成果について見てきたが，では，こういった成果を上げることができたポイントはどこにあったのだろうか。

　日本調剤がここまでの成果を上げたポイントは大きく分けて2つあると，筆者は考えている。ひとつは，徹底した取り組みの数値化，もうひとつはこれまでの経験(成功事例)の蓄積とその共有化である。

　深井氏は，「数値目標を決めるのは，企業の風土となっている」と言う。そのきっかけとなったのは，約10年前に導入した評価制度である。すべての成果を数値化し，指標管理をすることで店舗や薬剤師，スタッフを評価することにしたのである。現在はその評価項目のなかに，かかりつけ薬剤師の取り組みも含まれており，同意件数や算定件数，残薬調整額も個別に評価されるという。このように一人ひとりの薬剤師の成果を数値化して評価する仕組みがあることが大きなポイントで，薬剤師が目指す明確な指標となっていると言える。

　かかりつけ薬剤師指導料の同意書や算定件数の目標値は，その店舗数や地理的な差をなくして考えて(外部環境を考慮し)平準化し，これ程度であれば取れるのではないかという想定のもと，数値目標を算出しているのだという。そしてそれはノルマではなく，目標を上回った場合に評価しているとのことだ。

　さらに評価指標は，かかりつけ薬剤師指導料だけではなく，国が求める内容にあわせて，お薬手帳に関することや在宅件数などもあるという。

　以上のことを可能にしているのは，同社で開発した調剤システム等の情報システムによる部分が非常に大きい。実際に，リアルタイムで店舗・薬剤師の活動状況が手元の端末などで確認できることを，取材現場で見せていただいた。

160

2 現場での「小さな成功」創出に向けた取り組み例

　もうひとつのポイントは，これまでの取り組みの経験の蓄積とその共有化である。これまでの取り組みの経験というのは，先にも取り上げたが，現場での実直な取り組みである。2008年より始まった後発医薬品調剤体制加算の導入時，その加算を獲得するために，現場のスタッフが患者にどのように話をしたらいいのか，どのように説明したらいいのか，という試行錯誤が繰り返され，果敢にチャレンジし苦労を重ねてきた。その経験・成功事例が蓄積され，今に至っている。

　そして今回もその経験の蓄積から，かかりつけ薬剤師制度が始まった2016年4月から同意書獲得の取り組みが現場で始まっている。初めの半年の取り組み方法は，ある程度店舗に任せていたという。各店舗で知恵を絞って，うまくいった事例はすぐに共有された。共有される場は，月に1回のエリアごとの管理者ミーティングである。それが3カ月に1回の全社ミーティングに広がりをみせていった。そうして，その後は成功事例がマニュアル等になって共有され，どの店舗でも同意書獲得の動きが加速していったという。

　当初は，現場のスタッフもうまくいくかどうか内心びくびくしながらやっていたそうである。そして少なからずクレームも発生したという。それは，やはり実践の回数が多いからに他ならない。また医療事務もかかりつけ薬剤師制度につい

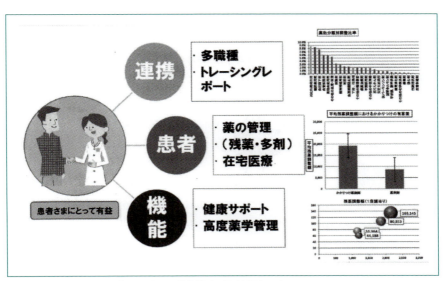

図3-27　なぜここまで「かかりつけ薬剤師」に取り組むのか

161

第3章　かかりつけ薬剤師・薬局機能推進の成功のポイントとは？

て患者に説明しているそうで，今では，日本調剤の薬局に来局する患者の多くは，かかりつけ薬剤師のことを聞いたことがあると答えるそうだ。このような話を伺うと，日本調剤の薬剤師，医療事務などの薬局スタッフは，国の進めることを否定的にとらえず，男女も年齢も関係なくすべてのスタッフが同じように，それに当たり前に取り組むという風土が根付いていると感じた。

　そうであるなら，制度開始後，現場での取り組みも早く，成果を出すまでの期間も短く，技術料にも好影響を与える。経営的にみても非常に大きなアドバンテージであると言える。

　日本調剤は，「なぜここまで『かかりつけ薬剤師』に取り組むのか」という問いに対し，連携，患者，機能というキーワードをあげ，それぞれにかかりつけ薬剤師の取り組みが有用であることを示している。そしてそれは，患者にとって有益だということを残薬調整額やアンケート結果などのさまざまな数値実績をもって証明している（図3-27）。

（5）店舗でのかかりつけ薬剤師サービスの取り組み…日本調剤浦舟薬局

　ここからは，現場（店舗）での取り組みを見ていくことにする。本項で紹介するのは，神奈川県横浜市南区にある同社の日本調剤浦舟薬局。浦舟薬局の管理薬剤師で同社横浜支店横浜薬剤第2部薬剤2課廣瀬邦彦係長に話を伺った。

　浦舟薬局は，横浜市立大学附属市民総合医療センターの門前であり，あわせて同建物の医療モール内の4つのクリニックからも処方箋を受け付けている。応需割合は，横浜市大医療センターが全体の6割，医療モールクリニック含め面での処方箋が残り4割ほどあるという。処方箋枚数は，月間約8,000枚，1日平均約400枚。医療用医薬品の備蓄品目は3,400品目，一般用医薬品は1,000品目。店舗スタッフは，薬剤師が17名（常勤11名，パート6名），事務員が9名という店舗である。

　浦舟薬局でのかかりつけ薬剤師機能の取り組みは，まずは，店舗スタッフに廣瀬氏からかかりつけ薬剤師制度について，主旨は何か，どういう要件があるのか，どんなことをするのかについて説明するところから始めたという。その時点では，かかりつけ薬剤師の要件を満たす薬剤師は十分にはいなかったというが，今後の取り組みの設計をして，薬局内の制度実践の取り組みを始めていった。

　当初は，何も事例がなく初めての取り組みであったので，現場の薬剤師は，う

162

2　現場での「小さな成功」創出に向けた取り組み例

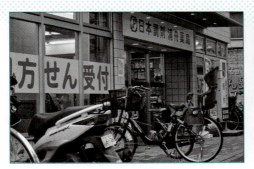

写真3-11　日本調剤　浦舟薬局

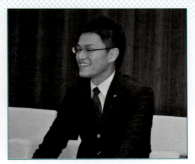

写真3-12　日本調剤　廣瀬邦彦氏

まくいかないことも多々あり苦労があった模様。かかりつけ薬剤師指導料を算定すると，今の会計にいくらまでプラスになるのか，3割負担の患者と1割負担の患者で費用が異なるという点で苦労したという。また制度のことや，どんなことをするのかなど事細かに説明をすることで，かえって患者が混乱するケースもあったようだ。スムーズに説明できるようになるまで，3カ月の期間を要したという。それに比べて現在では，会計がいくらになる，毎回同じ薬剤師が担当する，薬を一元把握する，という3点程度に要点を絞り，極力シンプルでわかりやすく説明しているとのこと。

　現在は，服薬指導，会計が終わった後に，こういった説明を患者にしているそうだ。それは，その時に担当した薬剤師が，疑義照会をするなど，対応に満足してもらってから説明することで同意書獲得につながりやすいからだという。

　また同薬局では，かかりつけ薬剤師の説明をする患者のターゲット選定をしている。選定の基準は，複数医療機関を利用している，認知症である，体が不自由である，丁寧な服薬指導が必要の4点で，おおよそこれらの視点で薬剤師が見て，介入が必要であろうと思われる患者にアプローチをしている。その結果，こうした対象に入る患者からは，9割以上の確率で了解いただくそうだ。負担が増すことで断る患者もいるが，それくらいの金額であればやってほしいと言われる患者も少なくなく，そういった反応が多いことに薬局側も驚いているという。

　当初は問題もいくつかあったようで，そのひとつはスタッフのとまどい，抵抗がみられたことだ。抵抗を感じた理由は，「一人の患者をこれまで以上にしっかり見なくてはいけない」という責任が大きくなることからの不安によるものだった。

第3章　かかりつけ薬剤師・薬局機能推進の成功のポイントとは？

しかし，いざ取り組んでみるとそのことは意外にもクレームの減少にもつながっていった。クレームの多い患者に対し，かかりつけ薬剤師としてしっかり向き合えば，患者が思っていることを理解できるという関係性ができ，結果として不満がなくなり，クレーム減につながったというケースもあるのだとか。

さらに別の問題として，当初は同意書を多く取れている薬剤師とそうでない薬剤師の差があったという。しかしうまく説明できる薬剤師の横で，どうやって話をしているのかを聞き，説明のポイントを会得することで，徐々にその差はなくなっていった。ある程度のトーク内容を決めてはいるが，ロールプレイなどの取り組みは行っていないという。その患者との空気感を重要視し，対応を変える必要もあるからだ。

同意書の扱いについても工夫がされている。調剤システムから直接印刷できるため，ターゲットの本制度を説明すべき患者に対応することになったときにすぐに手元に出せるようになっているという（図3-28）。

これらの取り組みの結果，同意書については，同薬局の多い薬剤師で3〜400枚，少ない薬剤師でも100枚は取得しているという（ちなみに店舗で最も同意件数の少ない薬剤師は，翌4月にかかりつけ薬剤師の要件を満たして間もないケースだ）。

以上が，日本調剤の現場で実践されている一事例である。おそらく特別なことはしていないと思われる。しかし成果が出ている要因としては，やはり現場の薬剤師の意識ではないだろうか。この間，筆者はさまざまな薬局の薬剤師（あるいは経営者）の話を聞くことがあった。これまでと同じことをやっているのに，患者に支払いという負担を強いることをマイナスに捉えてしまい，尻込みしてしまう薬剤師がいるのだという。廣瀬氏はまったく反対の意識を持っている。おそらく同社の現場のほとんどの薬剤師がそうではないだろうか。廣瀬氏は「発想は逆で，これまでしっかりと服薬管理をしていた，それが制度化されたから算定することは当たり前のことでないだろうか。一部，負担がかかることについて後日同意のキャンセルをする患者さんもいなくはないが，これまで暗黙の了解で担当の薬剤師がいたというケースが，制度化され形として同意書を取ることになっただけで，多くの患者さんには理解していただいている」と言う。「やってみないとわからない，まずはやってみよう，我々が伝えないと患者さまに『かかりつけ薬剤師』の存在は認識してもらえない，という想いで始めた。いまでは充実した仕事として取り組めている」という感想であった。

164

同意書（薬局控）

ID＿＿＿＿＿＿＿＿＿　　　　　　　　　　　＿＿＿＿年＿＿月＿＿日

かかりつけ薬剤師が薬等（一般用医薬品・健康食品を含む）の一括した確認、適切な情報提供を行います。

薬に関するご相談やお問い合わせには、いつでも対応いたします。
時間外連絡先：
※勤務状況等により他の薬剤師が対応することもあり得ますこと、ご了承ください。
一人の薬剤師のみをかかりつけ薬剤師として選択できます。
医療機関を受診する場合や他の保険薬局で調剤を受ける場合は、かかりつけ薬剤師を有している旨をお伝えください。
かかりつけ薬剤師が薬をお渡しした場合、負担割合に応じて別途費用が発生します。
使用中の薬等について、医療機関等と連携し、全ての薬の継続的な管理や情報提供を行います。
そのため、
　・お薬手帳等に指導等の内容を記載することがあります。
　・他の医療機関や保険薬局でお受け取りの薬の情報や使用している一般用医薬品・健康食品等
　　についても飲み合わせ等確認をいたします。
　・使用中の薬を確認させていただき、必要に応じて薬の整理をいたします。
　・残薬や服薬状況の確認については、ご希望に応じた方法をとります。
　・当該薬剤師が異動等の際は他の薬剤師が情報を引き継ぎます。

> 神奈川県横浜市南区浦舟町4－47
> メディカルコートマリス1階
> **日本調剤　浦舟薬局**

■かかりつけ薬剤師による指導を受けることを同意します。

かかりつけ薬剤師　　　廣瀬　邦彦＿＿＿＿＿＿　　　お名前＿＿＿＿＿＿＿＿＿＿＿＿＿＿＿

同意書（患者さま控）

かかりつけ薬剤師が薬等（一般用医薬品・健康食品を含む）の一括した確認、適切な情報提供を行います。

薬に関するご相談やお問い合わせには、いつでも対応いたします。
時間外連絡先：
※勤務状況等により他の薬剤師が対応することもあり得ますこと、ご了承ください。
一人の薬剤師のみをかかりつけ薬剤師として選択できます。
医療機関を受診する場合や他の保険薬局で調剤を受ける場合は、かかりつけ薬剤師を有している旨をお伝えください。
かかりつけ薬剤師が薬をお渡しした場合、負担割合に応じて別途費用が発生します。
使用中の薬等について、医療機関等と連携し、全ての薬の継続的な管理や情報提供を行います。
そのため、
　・お薬手帳等に指導等の内容を記載することがあります。
　・他の医療機関や保険薬局でお受け取りの薬の情報や使用している一般用医薬品・健康食品等
　　についても飲み合わせ等確認をいたします。
　・使用中の薬を確認させていただき、必要に応じて薬の整理をいたします。
　・残薬や服薬状況の確認については、ご希望に応じた方法をとります。
　・当該薬剤師が異動等の際は他の薬剤師が情報を引き継ぎます。

> 神奈川県横浜市南区浦舟町4－47
> メディカルコートマリス1階
> **日本調剤　浦舟薬局**

かかりつけ薬剤師　　　廣瀬　邦彦＿＿＿＿＿＿

図3-28　日本調剤　浦舟薬局の同意書（例）

第3章　かかりつけ薬剤師・薬局機能推進の成功のポイントとは？

(6) 一人の薬剤師による一元的・継続管理によるサービスの向上…かかりつけ薬剤師の取り組み成果

　これまで同意書獲得の取り組みについて触れてきたが，ここからは実際にかかりつけ薬剤師指導料を算定した後の話に移りたい。まず算定の定量的な成果について言うと，浦舟薬局では算定率は2割を超えているという。月間で言うと1,600件以上の算定件数がある。横浜エリアでも同薬局は成果が先行して出た店舗で，その取り組み内容を他店舗に展開していった。

　患者にどんなメリットがあったのか伺うと，「一人の信頼できる薬剤師がもてるということが大きいのではないか。そのことで患者さまが気軽に相談できるようになった。例えば，残薬の相談などはドクターよりも圧倒的に言いやすいというメリットがある」と廣瀬氏は振り返る。

　一元管理により薬の調整も進んでいるという。門前の横浜市大医療センターからの処方箋には患者の検査値が記載されており，その検査値について同薬局のかかりつけ薬剤師は患者に説明できるように準備している。そして，他の医療機関の処方箋で，検査値が載っているものを持ってきて説明を求められることもあるのだという。そのことが，その患者との信頼関係を築くことにも一役買っている。例えばカリウムの値が検査上良くなく利尿剤が減るケースや，腎機能の値から疑義照会をして抗生剤の処方が変わったケースが多くあるという。こういったケースにおいて，「一元的把握ができている」と実感しており，薬剤師としての関わりに価値を感じることができている。

　またトレーシングレポート（服薬情報提供書）による医療機関へのフィードバックが増えており，現在月に10〜20件程度あるとのこと。

　薬剤師のモチベーションにもつながっているという事象も多くみられる。担当のかかりつけ薬剤師がいない場合は，処方箋だけ出して，担当薬剤師がいるときに薬をもらいに来るという患者もみられるようになった。患者から「あなたがいないから処方箋だけ出して，薬は今日にしたよ」と言われることも。そういった直接の感謝の声は，その担当薬剤師にとっては非常にやりがいになり，また新規の患者にもかかりつけ薬剤師のことを説明しようという，好循環が生まれている。

　また先ほどの検査値の説明など，高度な（薬学的）専門知識が必要になってくるので，薬剤師が積極的に自己学習するようになったという変化がみられた。薬局内の勉強会の出席率も高くなり，パートの薬剤師も参加することがよくあるのだとか。

では,2割以上の算定率という状況で,それに対応するために現場ではどういった取り組みの工夫がされているのか,その工夫とポイントについて見ていきたい。

(7) 業務オペレーション上の工夫…サービスの継続性を図るために

今では,同店舗にはかかりつけ薬剤師の施設基準を取っている薬剤師が11名在籍している。そのため,一人の薬剤師にかかりつけの患者が1日に何名も来局することになるため,自ずとオペレーションの工夫が必要となる。そこで同薬局では,受付時にその患者がかかりつけの患者だとわかると,その段階で処方箋にかかりつけ薬剤師の名前が書かれたクリップを留めている。そうすることで,今どの薬剤師のかかりつけ患者がどれだけいるかが一目で把握できるようになっている。かかりつけ薬剤師が他の業務をしていても,この後呼ばれることがわかっているので,それにあわせて準備をすることができる体制になっている。かかりつけの患者が複数来局される薬局においては,非常に簡単なことだが,見える化の工夫としては参考になるかと思う(**写真3-13**)。

また,同じ薬剤師に対し,かかりつけの患者が複数名同時に来局することがたびたびあるようだ。その際には,どうしても待ち時間が長くなってしまうため,

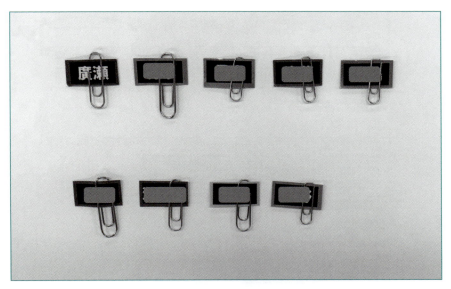

写真3-13　かかりつけ薬剤師の名前が書かれたクリップ

その旨を直接患者に伝えているという。そこでその後の対応を患者に選択してもらうようにしているそうだ。かかりつけの患者に対応するとなると，必然的に服薬指導の時間が増えることになる。廣瀬氏の感覚では，1.5倍の時間がかかっているという（通常は，7～8分だったのが12～13分になっている）。患者からの相談が増え，さらに薬剤師からも残薬などチェックすることが増えているためだ。

そのため薬剤情報提供文書（薬情）にも工夫がされている。薬情には患者が残薬の有無や量を記入する欄を設けており，それによってより正確に残薬が把握できるようになっているそうだ。そういった細かな工夫が所々に見られ，オペレーション改善に役立っているようである(図3-29)。

シフトの関係や休憩の取り方などで，かかりつけ薬剤師に数回来局したが会えないというケースもあり，かかりつけ薬剤師の解除を求める声もあったようだが，それは数例にとどまっているとのこと。

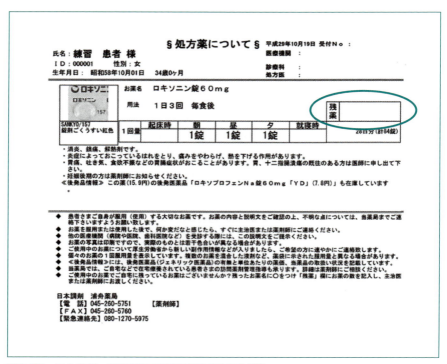

図3-29　日本調剤　浦舟薬局の薬剤情報提供文書（例）

2 現場での「小さな成功」創出に向けた取り組み例

(8) 業務範囲と現場負担のバランス…かかりつけ薬剤師業務における今後の課題

　ここまで成果や工夫を見てきたが，当然のことながら，すべてがうまくいっているわけではない。浦舟薬局においても，今後の課題が見えてきている。廣瀬氏は，「かかりつけの患者さまが自宅療養に移行するケースが増えている。在宅のクリニックやケアマネジャーから，かかりつけ薬剤師がいるということを患者から聞き，在宅できますか？　という問い合わせの電話がかかってくることがあるという。在宅業務が新たに増えてくると，外来と在宅の両方をすることになり，薬剤師の業務負担としては増えてくる。それをどうやってうまく進めていくのかが今後の課題だ」と語った。

　薬剤師の職能の拡大（かかりつけ薬剤師業務，在宅業務，健康サポート・高度薬学管理など）によって，業務範囲が広がり，現場の負担になっている，という話を聞くことがある。同様の悩みを日本調剤の薬剤師も抱えていることがわかった。

　廣瀬氏は「このかかりつけから在宅の流れが国が目指している方向性なのか，と実感している」と付け加えた。そして最後に，かかりつけ薬剤師制度に躊躇している薬剤師に対し，「まずはやってみること」が重要だとメッセージを送ってくれた。

▶▶▶ ⑤ 健康と福祉の情報ステーションを目指して－地域社会から必要とされる存在に－
　　　　～株式会社ホロン（すずらん薬局グループ）～
　　　　　　　　　　　　　　〈かかりつけ薬剤師現場での事例⑤〉

　本来あるべき保険薬局の姿を体現されている薬局の取り組みを紹介する。広島市を中心に，16店舗運営する株式会社ホロン　すずらん薬局グループ（代表取締役　古屋憲次氏）は，『すべての人にやさしい薬局でありたい』という経営理念のもと，地域社会のニーズに応えるために健康フェアや栄養相談などの取り組みを数々行ってきた。そのノウハウを活かし，自治体の疾病予防事業を受託することができている。

第3章　かかりつけ薬剤師・薬局機能推進の成功のポイントとは？

(1) 糖尿病予防教室とは

　同社では，安芸高田市の糖尿病予防事業を受託し，糖尿病予防教室を実施している。この教室は，一般的な「糖尿病」をテーマとした健康情報発信を目的としたイベントとは一線を画す。一時的な情報発信等ではなく，薬局薬剤師・管理栄養士が継続的に関わることが特徴である。この教室の目的は大きく2点ある。まず，糖尿病発症の可能性が高い方が糖尿病予防事業に参加して，生活習慣を改善し，自分で自分の健康をコントロールできるようにすること。さらに，糖尿病の発症を抑え，結果として健康寿命の延伸と医療費の適正化に貢献することにある。

　対象は，特定保健指導などのデータをもとにリストアップした糖尿病リスクのある市民としている。取り組みとしては，糖尿病の怖さを知ってもらうための講演や，定期的な運動，食事に関する個別指導・集団指導で継続的なフォローを行っている。その結果として生活習慣の改善だけでなく，体脂肪率や筋肉量といった体組成データを改善すること，さらに3年後に特定健診データ等で糖尿病の発症有無を確認し評価する。教室は2015年10月よりスタートし，現在三期目を終了したところだ。この事業は，安芸高田市のデータヘルス計画※の一環として受託契約を結び，人件費程度の費用ではあるが予算化されている。

　※データヘルス計画

　　データヘルス計画とは，保険者（健康保険組合等）が保有するレセプト情報や事業者から提供された健康診断データ等の情報分析に基づいて保健事業をPDCAサイクルで効果的・効率的に実施するための事業計画を指す。事業計画に，保険加入者の健康づくり，疾病予防，重症化予防を目的とした事業が盛り込まれる。

(2) 糖尿病予防教室を受託したきっかけ

　すずらん薬局高宮店（安芸高田市）では，開局以来10数年間健康教室を実施しており，地域住民から高く評価されてきた。この事業を受託したきっかけは，店舗移転の際に内覧会を兼ねて実施した健康フェアに遡る。この健康フェアに市長や市議会議員，市の職員の方々も参加され，同社の薬剤師や管理栄養士を活用した栄養指導や健康情報発信の取り組みを知ることとなる。それからしばらく経過してから，市の職員から「すずらん薬局で全6回の糖尿病予防のプログラムを組んでほしい」と相談があり，糖尿病予防教室の開催が決まる。

（3）参加対象者の選定

第一期の糖尿病予防教室の対象者は，2014年度特定健診データ（40〜74歳）で非肥満かつ，①HbA1c 6.0〜6.4の人または，②HbA1c　5.6〜5.9で，血圧・脂質・飲酒習慣いずれかのリスクがある人である。

まずは，この条件に当てはまる方を安芸高田市で抽出した結果，84人が対象として当てはまり，案内の後に希望者18人が教室に参加することとなった（1人途中リタイア，終了時は17人）。

（4）糖尿病予防教室の具体的な取り組み

教室では，同社がこれまで培ったノウハウを活かし，生活習慣や測定値に応じた個別のプログラムを組む。そして，薬剤師（糖尿病療養指導士）・管理栄養士・保健師（市）・スポーツトレーナー（外部）が連携して，約2週間ごとに計6回の予防教室（教室1回あたり90分）を実施する（図3-30）。

初回は，集団指導を通じて糖尿病の疾患知識を高めるとともに，事前の生活習慣に関するアンケートや体組成測定結果を基に個別面談・指導を行う。参加者それぞれの生活習慣にあわせた改善計画を策定することを重視している。計画およ

日程	内容	講師
1回目 （10/28）	オリエンテーション 体組成測定 集団指導（生活・食事） 　講義 　「ザ・糖尿病　〜あなたにそぉっと忍びよる〜」 　「糖尿病食ってむずかしい???」 個別指導（生活・食事） 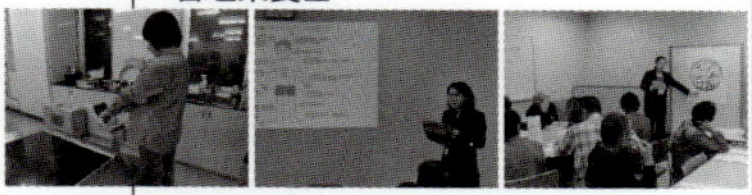	すずらん薬局 　薬剤師・日本糖尿病療養指導士 すずらん薬局 　管理栄養士
2〜5回目 （11/4、11/20 12/4、12/16）	集団指導（運動） 個別指導（運動・生活・食事） 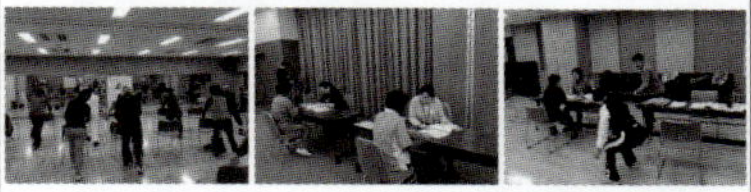	有限会社 Marie フィットネスサポート 　健康運動指導士 すずらん薬局 　薬剤師・日本糖尿病療養指導士 すずらん薬局 　管理栄養士
6回目 （2／18）	体組成測定 個別指導（生活・食事） 復習クイズ 糖尿病食試食 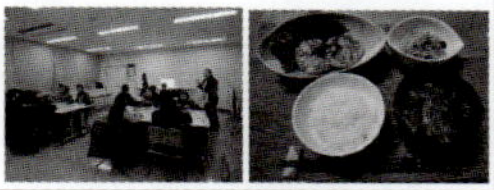	すずらん薬局 　薬剤師・日本糖尿病療養指導士 すずらん薬局 　管理栄養士

図3-30　スケジュールとプログラム内容

び目標は，本人が実行可能と思う内容を話し合いながら策定する。例えば「甘いものを食べる量を減らす」といった目標を掲げ，参加者の生活習慣に応じて「清涼飲料水を，お茶や水に替える」，「間食は80kcal以内のものにする」といった身近な行動レベルまで落とし込む。

　教室の後は，参加者に計画通りに実行できたか「行動チェックリスト」(図3-31)に記録しながら，毎日振り返りを行っていただく。教室外でも振り返りを行うことで，食事や運動における新しい習慣付けを図っていくことが狙いだ。担当の松田直子氏(薬剤師・日本糖尿病療養指導士)は「皆さんしっかりと毎日記録を書いてくれた」，「コメントをあげたことが励みになったのかもしれない」と振り返る。参加者にとっては，負担以上のメリットが実感できるからこそ継続することができたのであろう。

　2回目以降の個別面談では，主に行動計画に対して実施した内容を確認していく。アドバイスや励ましの言葉で，参加者のやる気を促すように努めているようだ。この個別面談は，1人の参加者に対して，複数人が関わるチームでサポートすることも大事にしている。複数人が関わるため，情報連携のための記録を徹底して行うようにしている。記録形式は薬歴でなじみのあるSOAPだ。この記録を

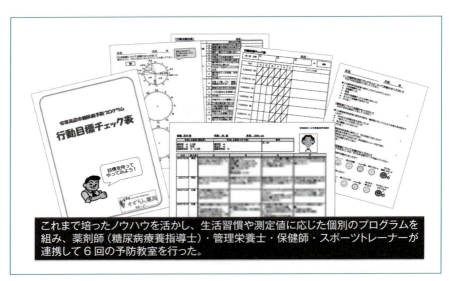

図3-31　行動チェックリスト

2 現場での「小さな成功」創出に向けた取り組み例

社内の薬剤師・管理栄養士だけでなく，社外も含めすべてのスタッフが確認することで情報共有している。

最後の6回目の教室では，結果検証のための体組成の再測定，糖尿病食試食会，初回教室の指導内容に関する復習クイズを行う。試食会では，対象者個々の必要エネルギー量にあわせた食事量を提供するといった工夫もされている。

これらの取り組みを通じて，参加者の体組成データの改善や健康意識・行動変容までがみられた。第1回・第6回の体組成測定結果比較(図3-32)では，体重，体脂肪率，腹部肥満率において減少傾向だけでなく，タンパク質率(筋肉率)の増加傾向が表れている。これらの数値の変化は，インスリン抵抗性の改善につながり，糖尿病発症リスク低減の可能性がある。

参加者の意識変化も顕著だ。プログラム終了時のアンケートでは，「運動する時間は増えましたか？」の問いに対して，すべての方が「運動が増えた」という回答をしている(図3-33)。また「間食がありますか？」の問いに対しても，すべての方が「間食が減った」との回答をしている。取り組みを通じて，参加者の生活習慣における行動変容まで成果が表れていることは明らかである。

ここまでの成果が生まれた理由は，「参加者がいつも同じスタッフと接すること

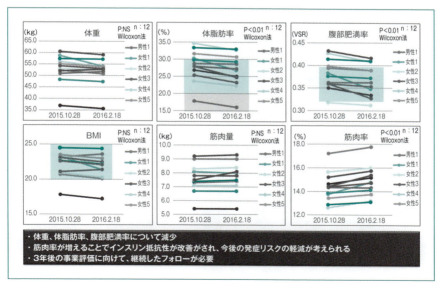

図3-32　教室第1回と第6回の体組成測定結果比較

第3章 かかりつけ薬剤師・薬局機能推進の成功のポイントとは？

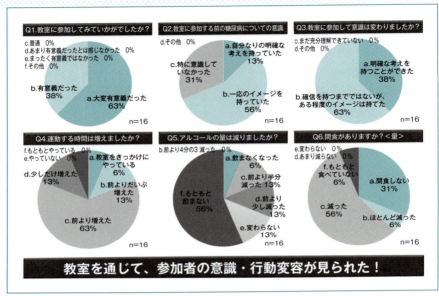

図3-33　プログラム終了時の参加者アンケート結果

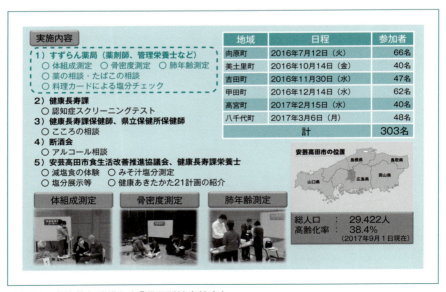

図3-34　自治体と連携した「巡回型健康教室」

で，回を重ねるごとに気軽に話せる関係ができてきたのが良かったのかもしれない。『あの人が，いろいろ教えてくれて，評価してくれるから頑張ろう』という気持ちになっていただいた」と語る（渉外課　地域連携リーダー　出羽法子氏）。

この事業の目的が「糖尿病予防」であるため，最終の評価は「糖尿病」の予防ができたかどうかという視点でレセプトデータや特定健診データから継続的に見ていくことになる。そのため，まだ道半ばの状況ではあるが，現時点で自治体の期待以上の結果を残していると言っても過言ではないだろう。4年目以降も糖尿病予防教室が継続して行われる予定だ。さらに2016年から新たな取り組みとして「巡回型健康教室（図3-34）」の委託を受けていることから，自治体の評価は明らかだ。

最終の評価はこれからになるが，教室参加者へ個別に支援レターをお送りするなどの継続フォローを行っており，本来の目的である糖尿病予防への意識付けを継続している。「糖尿病の予防ができたかどうか」としての結果も表れることを期待したい。

(5) 算定要件を満たすためでなく，地域のために実践を

今回紹介したのは，糖尿病予防の取り組みが自治体に認められ，継続的に予算を獲得できる成果に至った好事例である。ただ，同社にとって本事業への参画における直接的な経済メリットはさほど大きくはない。継続して実施するための最低限の報酬として，人件費程度も満たない費用をいただいているにすぎない。しかし，社内の予防事業に対する意識が変化してきたようだ。「若い社員で積極的に参加したい人が増えてきた」，「当社の取り組みをみて，入社したいと言う学生が増えた」と古屋社長は言う。社内推奨資格の広島県糖尿病療養指導士を2年目社員が新たに3名取得したという結果にも表れている。

古屋社長は，次のように言う。「この事業への参画は決して棚ぼたではない。そもそも，地域社会に必要とされ，信頼される薬局になるために，『地域の健康と福祉の情報ステーション』として薬局機能の見える化を図ってきた。その活動のなかで，実際に低蛋白食を使った継続的な指導で透析遅延につながったケースを多く経験したことから，薬局が健康寿命の延伸や医療費削減に貢献できることを証明したいと思った。これらの薬局機能をエビデンスで示すために，自分たちにはない技術をもつ異業種や大学・自治体・協会けんぽ等との連携にもつながっていった」。

第3章 かかりつけ薬剤師・薬局機能推進の成功のポイントとは？

　同社は，紹介した糖尿病予防教室の他にも，さまざまな地域に向けた健康情報発信を多数行い，2017年1月～12月の健康教室等のイベント実績は110回にもおよぶ。このような依頼があるのは，在宅での多職種連携活動や地域コミュニティーで薬局の役割を示すために，地域サロンや老人会，地域包括支援センター等へ積極的にアプローチした結果である。この取り組みを通じて得られたさまざまな地域の繋がりこそが，薬局が地域包括ケアのなかですべてを繋ぐハブ機能やライフステージのすべてにおいて関われる可能性を示している（図3-35）。糖尿病予防教室における自治体との連携は，また新たな取り組みのきっかけに繋がるであろうと考えられる。例えば，レセプトを活用したポリファーマシー対策事業・糖尿病重症化予防事業などがあげられる。

　同社は他にも，店舗における栄養指導サービスや地元情報誌への健康レシピ提供，1996年より毎月発行している「すずらん食通信」など，すべてを紹介しきれないほど好事例がある。なぜここまで実施をするか，古屋社長はこう語る。「目先のこと，薬剤師のエゴや業界の常識で動くのではなく，長期的に一般社会において必要だと思ってもらえることを基準に判断し，行動することが生き残りのカギである」。この古屋社長の想いが，真に体現できている企業であると受け止められた。

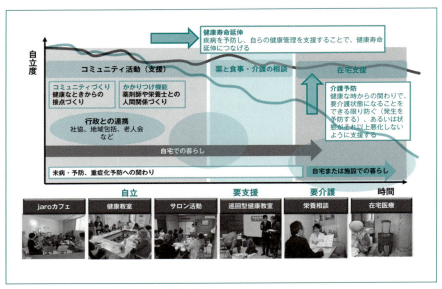

図3-35　ライフステージと薬局の関わり

2 現場での「小さな成功」創出に向けた取り組み例

　最後に，古屋社長は現在の報酬制度について，特に地域支援体制加算の薬剤師勤務経験基準について次のように話す。「これだけのことを今後も続けていくとなると，適正な利益がなければ実現できない。健康サポート薬局の取り組みは，多くの人的負担がかかる。また，医療的ケアを必要とする重度心身障害児等の医療サービスは，高い知識・技術が求められ，また重い負担を強いられる。これらを継続して提供するうえで，組織として若い薬剤師を育てる必要がある。今後の報酬制度は，（地域支援体制加算など）単に勤務年数・当該薬局在籍期間等の細かい縛りを設けて評価するのではなく，「薬局の機能」で評価するようにしてほしい」，「地域包括ケアは全国一律ではなく，地域の事情にあわせて進めていくことになっている。薬局も地域でいろいろな特色があっても良いと考えている。例えば高度薬学管理機能を有する薬局や在宅医療に強みのある薬局など，さまざまな得意分野をもつ薬局が協力して，チームで地域全体を支えていくことが今後必要だろう」と行政への期待をよせた。

　同社は，目先の利益を優先するのではなく，ありたい姿から何をすべきかを検討し実践し続けているのが大きな特徴である。結果的に周囲から評価される存在になり，利益が生まれるという好循環にある企業となっている。患者・地域住民に求められるサービスを提供し続けているからこそ，診療報酬改定等の大きな変更があっても，対応に追われることなく，それが追い風になっていく。「健康サポート薬局」においても同様である。多くの薬局が，届出のハードルが非常に高く，またメリットが見いだせないという理由で届出に対して消極的な状況にあるが，同社は「健康サポート薬局」を16店舗中12店舗届出をしている（2018年1月末現在）。チェーン総店舗における届出割合は，全国一。これも一から始めたわけではなく，これまでの蓄積があったからこそできたことだと言えるだろう。まずは顧客といえる患者・地域住民・地域の医療・介護従事者等のすべての人に喜ばれることが，結果として利益に繋がるという本質を改めて感じさせられた薬局だった。

第3章 かかりつけ薬剤師・薬局機能推進の成功のポイントとは？

3 「小さな成功」を広げていくために

　ここまで，5つの事例を見てきたが，これらを踏まえ「小さな成功」事例をより広げていくためのカギとなるポイントを見ていきたい（図3-36）。

▶▶▶ ① かかりつけ薬剤師・薬局機能の理解の浸透による主体的な姿勢の醸成

　いずれの事例も，「かかりつけ薬剤師指導料」のサービスの意義を正面から受け止めて主体的に取り組んだものであった。その前提としては「どこまでかかりつけ薬剤師・薬局機能を理解しているか」の理解の浸透度合いがポイントとなってくる。ここが不十分だと，第2章図2-21（P.79）に紹介した「かかりつけ薬剤師サービスの制約条件」がハードルとなり，取り組みに足が踏み出せないか，算定要件を満たすだけの形式的取り組みになるおそれが高い。これらの制約条件を払拭しておくことが重要だ。

　また，「アウトカムを明確にして取り組むこと」の重要性まで理解できているかが，次のカギになってくる。取り組みが本質的なものになるかならないかの分岐点であり，ここまで浸透できるとこれらの制約条件はかなり払拭できるはずだ。

> ●かかりつけ薬剤師・薬局機能の本質的理解による
> 　　　　主体的な姿勢の醸成
> ●重点対象患者の絞り込み
> ●薬剤の適正使用による
> 　　　アウトカム創出への取り組みのための同意獲得・連携
> 　・患者との同意・コミットメントの獲得
> 　・その医療機関との連携
> ●継続的に提供できる仕組みづくり

図3-36 「小さな成功」を広げていくために

3 「小さな成功」を広げていくために

▶▶▶ ② 重点対象患者の絞り込み

　量を確保することが第一優先であったり，「患者を区別してはいけない」といった想いが強くなると，「すべての患者に声をかける」といった取り組みになりやすい。前節に紹介した事例を見ると，一律に声掛けをするのではなく患者の個々の状況に合わせた声掛けを行っている。対象患者を絞っての声掛けは，範囲を限定するので広がりが狭まりそうに捉える向きもあるが，絞り込むことで具体的状況やニーズがしっかり把握でき，それに応じた声掛けやサービス提供ができるようになるのだ。

　それでは，どのような患者が重点度の高い対象となるか？「『患者のための薬局ビジョン』実現のためのアクションプラン検討委員会」が提起した「かかりつけ薬剤師・薬局を必要とする患者像」(図3-37)をもとに選定することが第一優先であり，1・2番目の「高齢者」，「慢性疾患患者」がやはりその筆頭となってくるだろう。「妊婦・授乳婦・乳幼児等」は産科・婦人科・小児科の処方を多く受ける薬局にとって当然重点対象患者となりうる。

1） 高齢者

2） 慢性疾患患者
　　── 複数診療科の受診、長期的な投薬や多剤服薬への一元的・継続的な
　　　　薬学的管理・指導

3） 重篤又は希少な疾患等を有する患者
　　── ハイリスク薬等　高度な薬学管理機能、急変時の迅速な対応

4） 妊婦、授乳婦、乳幼児等
　　── 薬剤選択・用量調整に関する処方提案、電話相談の対応

5） その他の患者、住民
　　（特に生活習慣病予備軍、日常の健康管理が求められる層）
　　── 医薬品全般や健康食品の使用に関する助言、健康管理支援

（平成29年3月31日「『患者のための薬局ビジョン』実現のためのアクションプラン検討委員会報告書」
P.6～7を参考に作成）

図3-37　重点対象患者像

第3章　かかりつけ薬剤師・薬局機能推進の成功のポイントとは？

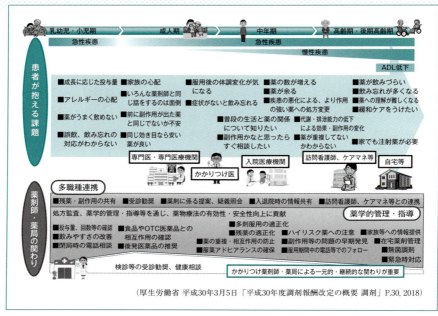

（厚生労働省 平成30年3月5日「平成30年度調剤報酬改定の概要 調剤」P.30, 2018）

図3-38　ライフステージにおける患者と薬剤師・薬局の関わり

　図3-38は厚生労働省が作成をした「ライフステージにおける患者と薬剤師・薬局の関わり（イメージ）」である。この「患者が抱える課題」は，重点対象患者及びその患者を選んだ「薬学的観点からの理由」を検討する際に参考になるだろう。2018年度改定で「かかりつけ薬剤師指導料」の同意書にどのような「薬学的観点」からその対象患者にかかりつけ薬剤師が「必要であると考えた理由」を記載するようになっているが，そのこととこの重点対象患者を明確にするということはおおいに関連している。

▶▶▶ ③ 薬剤の適正使用によるアウトカム創出への取り組みのための同意獲得・連携

　患者に対する薬剤師の一方通行の働きかけではなく，患者と目線を合わせ「同意を獲得するか」が次のキーポイントと考える。そのためには「私をかかりつけ薬剤師にすること」の同意だけでなく，「何のためのかかりつけ薬剤師なのか？」，「か

かりつけ薬剤師を決めるとどんないいことがあるのか？」,「そのために患者に協力してもらうこと（他の医療機関や薬局にかかっていたら正直に教えてもらえる,残薬や副作用など気になることがあれば相談してもらえる,一緒にアウトカムを実現するために協力しあえる等々)」を同意,コミットしてもらうということが必要だ。特に「患者にとっていいこと」が,その患者に適した形で具体的に確認できるかで,コミット度合いは違ってくる。

あわせて,医療機関との連携が重要だ。やはり,医師と連携することで,患者の安心度・理解度も違ってくるし,情報量やできることも変わってくる。前項の重点対象患者の考え方自体も医療機関と意見交換しながら進めていくことも効果的だろう。医薬分業という「チーム医療」で患者のアウトカム創出をサポートするのである。

ちなみに,この際アウトカムを最終アウトカムだけではなく,半年・一年といった中間目標的なアウトカムを明確にしたほうが,患者のコミットは得られやすそうだ。

▶▶▶ ④ 継続的に提供できる仕組みづくり

また,サービス提供が一過性にならないように,現場の負担が増えすぎないよ

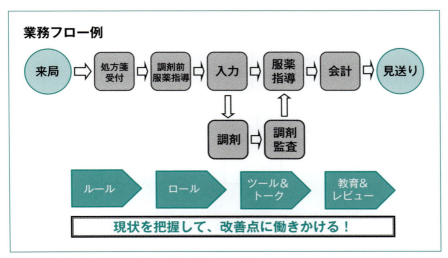

図3-39　業務プロセスのどこをどう改善していくか？

うな仕組みを作っていくことが求められる。図3-39は，薬局の処方箋応需業務のプロセスを表したものだ。かかりつけ薬剤師・薬局サービスを効果的かつ効率的・継続的に提供できるようにするには，どこにボトルネック（制約条件）があるのかを検討して，その対策の工夫や役割分担の見直しを図っていくことが重要である。その際に，業務プロセスをいきなり大きく変更して取り組むと混乱が起こることがあるので，まずは小さく始めてトライアンドエラーを繰り返しながら，進めていくことをお勧めする。

　図3-40は，製造業が新製品の生産を始めて量産化するまでの一般的なフローを示したものだ。これは，新製品でとりあえず試作品1個だけの質を保証したものを作るのと，一定量を継続的に効率的に質を維持しながら作るのとでは，求められる能力や設備が違うという考え方から生まれたものである。聞きなれない言葉かもしれないが「初期流動品」という言葉がこのなかにある。試作品の質が検証された後に，いきなり量産に入るのではなく，一定量を作った段階で質の保証を確認するという工程を入れ，この際の作成物が「初期流動品」なのだ。初期流動品の質を検証する工程を経て，その質の確認ができてから本格的な量産に入る。要するに，新製品はいきなり量産に入るのではなく，ステップごとにその質を検証しながら，その確認を経て量の拡大に入っていくのである。「かかりつけ薬剤師・薬局」機能のサービスも「新商品」である段階では，まずは「少量で提供」し質を検

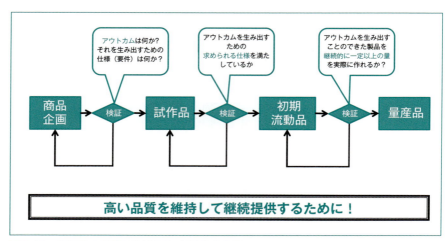

図3-40　新製品の品質の作り込み・継続生産のフロー

3 「小さな成功」を広げていくために

証しながら進め，「継続的に量が提供できる仕組み」を作ってから「量産する」ことが望ましい。

　そうすることによって，「瞬間最大風速」で質の高いサービスを提供するのではなく，持続可能な形で提供する仕組みを作っていくのである。

　これらの視点を踏まえながら，かかりつけ薬剤師・薬局機能のサービスを実施し，徐々に広げていけば，「小さな成功」を拡大していけるのではないか。

第3章　かかりつけ薬剤師・薬局機能推進の成功のポイントとは？

まとめ

第3章 かかりつけ薬剤師・薬局機能推進の成功のポイントとは？

1 アウトカムを生み出すための取り組み例

⇒● PIIS～「中間介入」による服薬状況・病状の改善のための取り組み

● HORP～保険者と連携した健康増進の取り組み

● 松本市糖尿病性腎症重症化予防の取り組み

　　薬剤師が患者に働きかけることによって，一定のアウトカム創出を実現

　　できている

2 現場での「小さな成功」創出に向けた取り組み例

⇒● 独自のツールを活かし，かかりつけ薬剤師機能のアウトカムの創出を図

　　る～株式会社メディカルファーマシィー

● 患者の服薬遵守水準を見抜くことから始める～ファーマみらい全快堂薬

　　局小浜駅前店

● かかりつけ薬剤師・薬局サービスに関するパターン分析～ほうしや薬局

● 徹底した仕組化でかかりつけ薬剤師機能のアウトカム創出を実現～日本

　　調剤株式会社

● 健康と福祉の情報ステーションを目指して―地域社会から必要とされる

　　存在に― ～株式会社ホロン

3 「小さな成功」を広げていくために

⇒「小さな成功」を広げていくためには以下の要素がカギとなるポイント

● かかりつけ薬剤師・薬局機能の理解の浸透による主体的な姿勢の醸成

● 重点対象患者の絞り込み

● 薬剤の適正使用によるアウトカム創出への取り組みのための同意獲得・

　　連携

● 継続的に提供できる仕組みづくり

184

第4章

地域に根差した選ばれる薬局になるために…今後に向けて

第 4 章 地域に根差した選ばれる薬局になるために…今後に向けて

1 地域に根差すとは… マーケティングの視点

　これまで，かかりつけ薬剤師・薬局機能の強化に向けて，第1章で「かかりつけ薬剤師・薬局機能提起の背景」，第2章で「かかりつけ薬剤師・薬局機能の本質」について，第3章で「かかりつけ薬剤師・薬局機能推進の成功のポイント」について事例を通じて見てきた。最後にその取り組みを進めていくための今後に向けての課題について考えていきたい。

▶▶▶ 名実ともに地域に根差しているか？… 地域シェア・かかりつけ度を把握する

　今後の課題を考えるうえで外せないテーマが「真に地域に根差した薬局になれるか」だ。『患者のための薬局ビジョン』では「2025年まで」に「すべての薬局を『かかりつけ薬局』へ」と謳い（第1章図1-20 P.29），また，第2章の図2-24（P.84）にあるように「厚労省が目指す『かかりつけ薬剤師・薬局』」でも，「地域で暮らす患者本位の医薬分業へ」を目標としている。2018年度改定では，他に的確な指標が見当たらないということもあるからなのか，従来の集中率90％が85％に引き下げられ，「地域の薬局」としての具体的裏付けの要求が強くなりつつある。言葉だけでなく，名実ともに「地域に根差す，地域に選ばれるかかりつけ薬局」になることが必要なのだ。

　しかしながら，これまで「地域に根差す」や「地域に選ばれる」という言葉を多くの薬局がキャッチフレーズにしてきたが，キャッチフレーズだけに終わってしまっているところが少なくない。「地域に根差すとは具体的にどのようなことを指しているか？」と問いかけてみても，健康教室・健康セミナーの開催，あるいは店舗がその地域だけのドミナント展開であるという説明などで終わることも多く，提供側の目線の説明で終始し結果としてそれがどのように実現できているかの話を耳にすることは少ない。特に具体的なデータでどれだけ「地域に根差しているか」，「地域に選ばれているか」ということを把握している調剤専門薬局の例はほとんど見られなかった。

1 地域に根差すとは…マーケティングの視点

　「地域から選ばれている」度合いをデータで見るためには，「地域シェア」，「かかりつけ度」という指標で捉えることができる。筆者達が薬局の経営支援をする際に，その店舗の患者の地域シェアを図4-1のようなレーダーチャートにまとめさせていただくことがある（数値はサンプル）。これは店舗の半径1kmの地域において潜在する患者（処方箋）のうち，実際にどれだけ自店に来局しているかを算出し，年代別に図表化したものだ（この数値は，地域の年齢別の人口と処方箋割合から推計した数値を分母においているので，若年世代も高齢者世代も推計された処方箋に対するシェアを表示している）。シェアというと医療業界ではあまり使われない指標だが，一般企業・店舗展開されている他業種でも通常活用されており，言い換えると顧客（≒患者・地域）からどれだけ選ばれているかを数値で表したものである。

　このシェアで把握すると，「地域に根差している薬局」を標榜している店舗が，

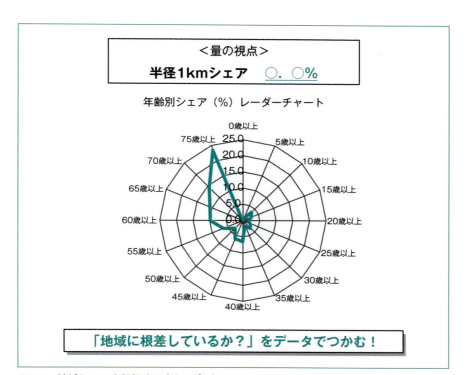

図4-1　地域シェアを把握する（サンプル）

第4章 地域に根差した選ばれる薬局になるために…今後に向けて

どの程度地域から選ばれているかを数値でとらえることができる。実際それを調べてみると，患者シェアの分布がその地域住民の年齢別・受診率等から出てくる分布になるのではなく，メインの医療機関の診療科目の受診率の分布に近くになる場合が多い。メインの医療機関が内科系で高齢者の生活習慣病患者が多いと，この図のように60歳以上（約10％・70歳以上（約15％）・75歳以上（約25％弱）の患者シェアは高くなる。実は近くに若い世代のマンションがあり，10歳以下の患者層も地域にはあるのに，それらの患者は近くの小児科の門前の薬局に集中しており，この薬局では5％以下という具合である。マンツーマン薬局が多いのである意味当たり前の現象だが，この状態では「地域」ではなく「医療機関に根差している」といえる状態だ。もちろん，それが悪いというわけではない。ただ，地域に根差すというからにはもう少し違った「選ばれ方」になっていないと十分にはそう呼べないのではないだろうか。

　自店の「地域からの選ばれ方」を把握するためのもう一つの視点が「かかりつけ度」で，その算出のためには，自店の患者構造を数値で押さえることが必要だ。図4-2は，その患者構造を分析する際の考え方を表したもので，マーケティングで使われるAMTUL分析を，薬局の患者構造分析に当てはめたものだ。

　一般的なAMTUL分析は，顧客の購買決定状況のプロセスを説明するモデル

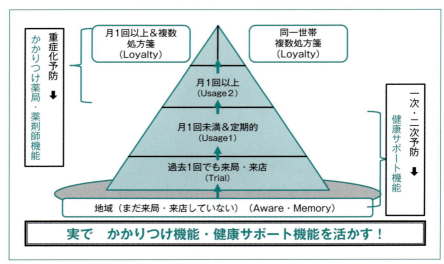

図4-2　自薬局の患者構造をかかりつけに

の１つで，「認知（Aware）客」，「記憶（Memory）客」，「試用（Trial）客」，「本格的使用（Usage）客」，「愛顧（Loyalty）客」に分けて顧客構造を分析していくものだ。同じような手法であるAIDMA（注意：Attention, 関心：Interest, 欲求：Desire, 動機付け：Motive, 行動：Action）の分析が，顧客の短期的な購買衝動を説明するのに対し，AMTULは，より長期的な態度の移り変わりに着目したモデルであり，試用，本格使用，愛顧というように購買後の段階分けをしているのも特徴といわれている。

この視点を薬局の店舗に当てはめてみる。まず，自店の患者構造を①まだ来局・来店をしたことのない層（Aware・Memory），②過去１回でも来局したことのある層，③月１回未満だが定期的に来局してくれている層，④月１回以上定期的に来局してくれる層，⑤月１回以上来局し複数の医療機関の処方箋を持ってきてくれる層（要するに一元管理ができている患者層）に分類するのである。

「かかりつけ度」は，このうち「⑤月１回以上来局し複数の医療機関の処方箋を持ってきてくれる層の患者数」を全受付患者数で除した数字だ。自店の総患者に対する「かかりつけに選んでいただいた患者」の割合のことである（一般的に「かかりつけ医」という言葉には「家庭医」的な意味合いも含有しているので，この⑤に加えて「同一世帯の家族が選んで通っている」患者という概念も加えて，「かかりつけ薬局に選んでいただいている患者」とする場合もある）。

こうしたデータ分析をすすめていくと行動レベルの徹底度を強めていくことができる。従来，「かかりつけ度」を上げていく活動をする際に，「服薬指導の際に声掛けを徹底しよう」といったレベルで終わってしまうケースが少なくない。しかしながら，この分析を踏まえると，例えば⑤の半径500m以内に住み，かつ70歳以上かつ処方箋を１医療機関のみ持参の患者をリストアップし，その患者の特性に合った声掛けを３カ月期間限定で集中して行うという取り組みにすることもできる。こうすることにより，声掛けがあいまいになって他の業務の中に埋もれてしまうことを防ぎ，個々の患者を見ながらワンツーワンの対応をすることができる。

「地域シェア」及び「かかりつけ度」とも，今日取り組んで明日に成果が出るようなものではないが，かかりつけ薬剤師や薬局機能の強化を始めとした「地域に選ばれる」ための活動の効果を，感覚だけではなくデータとして事実を把握することは不可欠である。「地域に根差しているかかりつけ薬局」ということを標榜するのなら，「現在どの程度地域に根差すことができているか」を捉え，半年後には「そ

第4章 地域に根差した選ばれる薬局になるために…今後に向けて

れをどの程度向上させたいのか」を認識してそれに対し施策を打ち、「その結果どのような変化を生み出せたか」を定期的に把握しておきたい。キャッチフレーズとしてだけではなく，地域に根差した，地域に選ばれる薬局になっているかの度合いをデータで定期的に把握しながら，施策を打てるようにしていくことが，かかりつけ薬剤師・薬局機能の取り組みを深めていくための第一の課題と考える。

2 健康サポート機能との連携

第4章 地域に根差した選ばれる薬局になるために…今後に向けて

2 健康サポート機能との連携

▶▶▶ 一次予防・二次予防の促進…健康サポート機能の強化

「地域に根差し，選ばれるかかりつけ薬局になるため」に今後に向けた第二の課題として，「健康サポート機能」の強化をあげておきたい。厚生労働省では「かかりつけ薬剤師・薬局（機能）」に加えてこの「健康サポート機能」とをあわせて「健康サポート薬局」としている（第1章図1-16 P.22参照，「健康サポート機能」の説明は第1章図1-18 P.27参照）。そういう意味で，「地域に根差した選ばれる薬局」の取り組みを推進していくうえでは「かかりつけ薬剤師・薬局（機能）」に加えて「健康サポート機能」を保有することは重要である。第3章3節の図3-38（P.180）の厚生労働省作成の「ライフステージおける患者と薬剤師・薬局の関わり（イメージ）」にあるような患者のライフステージ全体に関わっていこうとすると，「健康サポート機能」も含めた取り組みでないと十分とはいえない。毎回の服薬指導時だけの患者をみるのではなく，そのライフステージ全体を意識してみていくことが求められている。「一回の患者」ではなく「一生の患者」として付きあっていけるかという視点だ。

健康サポート薬局の全国的な取り組みを見てみよう。**表4-1**は，健康サポート薬局の都道府県別2018年4月上旬での届け出状況で，全国で826薬局の届け出が確認できる。各都道府県の該当ホームページで確認したものなのだが，実際の届け出の受理から掲載までにはタイムラグがあるようなので，実際にはこの数字よりもう少し多く届け出はされているようだ。各厚生局への登録薬局数に対する届け出薬局の割合は全国平均の1.5%弱であり，一番比率の高い和歌山県で5%強，一番低い兵庫県で0.2%弱となっている。26倍近くの差があり，ばらつきは大きい。この数字の多寡については一概には言えないが，「健康サポート薬局を全国中学校区に一つくらい（10,000〜15,000）を」という当初の考え方からすると，800強という数字はまだまだの状況だろう。また，**表4-2**は調剤専門大手4チェーンの決算説明会資料から読み取った取り組み内容だ。こちらも多いチェーンでも届け出店舗数は全店舗数の1割に届いておらず，これからという状況である。他

191

第4章　地域に根差した選ばれる薬局になるために…今後に向けて

の記載事項も薬剤師研修修了者数・健康セミナー等の開催状況が中心で，どうしてもイベント的な取り組みの紹介に終わっているようである。

　現状の健康サポート薬局の取り組みの現状はこうしたイベント的な取り組みが中心になっている店舗が少なくないようだが，本来の趣旨はそれだけではない。「かかりつけ薬剤師・薬局（機能）」と「健康サポート機能」の特徴を日本大学の亀井美和子教授は，「一次予防から二次予防にかけて働きかけるのが健康サポート機能」で「二次予防から三次（重症化）予防にかけての働きかけがかかりつけ薬剤師・薬局機能」と提示されている（第2章図2-25 P.85参照）。そういう意味で本来

表4-1　健康サポート薬局登録状況

都道府県名	掲載店舗数	登録薬局数	届け出率	都道府県名	掲載店舗数	登録薬局数	届け出率
都道府県名	826	57,703	1.43%	都道府県名			
北海道	33	2,254	1.46%	滋賀県	13	572	2.27%
青森県	9	600	1.50%	京都府	9	1,026	0.88%
岩手県	2	580	0.34%	大阪府	93	4,083	2.28%
宮城県	11	1,131	0.97%	兵庫県	5	2,590	0.19%
秋田県	12	527	2.28%	奈良県	7	525	1.33%
山形県	7	570	1.23%	和歌山県	24	464	5.17%
福島県	25	877	2.85%	鳥取県	3	275	1.09%
茨城県	32	1,253	2.55%	島根県	3	322	0.93%
栃木県	13	846	1.54%	岡山県	22	798	2.76%
群馬県	10	876	1.14%	広島県	33	1,539	2.14%
埼玉県	41	2,775	1.48%	山口県	6	783	0.77%
千葉県	24	2,404	1.00%	徳島県	16	380	4.21%
東京都	72	6,544	1.10%	香川県	3	510	0.59%
神奈川県	56	3,805	1.47%	愛媛県	11	577	1.91%
新潟県	20	1,109	1.80%	高知県	4	379	1.06%
山梨県	7	441	1.59%	福岡県	26	2,817	0.92%
長野県	15	953	1.57%	佐賀県	6	508	1.18%
富山県	5	431	1.16%	長崎県	6	723	0.83%
石川県	14	514	2.72%	熊本県	24	817	2.94%
岐阜県	12	988	1.21%	大分県	13	553	2.35%
静岡県	12	1,760	0.68%	宮崎県	4	566	0.71%
愛知県	30	3,201	0.94%	鹿児島県	12	866	1.39%
三重県	15	778	1.93%	沖縄県	3	535	0.56%
福井県	3	278	1.08%				

※登録薬局数は2018年3月時点の各厚生局登録薬局数

（各都道府県の薬局機能情報掲載ページより 2018年4月9日確認分）

2 健康サポート機能との連携

表4-2 調剤専門大手4チェーンの健康サポート薬局の取り組み状況

	活動項目
アインホールディングス	健康サポート薬局　研修修了薬剤師数　248人（2017年11月） 修了薬剤師在籍店舗数　175店舗（2017年11月）
日本調剤	健康サポート薬局3店舗　（2017年9月） 健康フェア等　200回以上開催（2017年4月～9月）
クオール	健康サポート薬局23店舗　（2017年10月） 健康サポート薬局研修修了薬剤師数　211人（2017年9月現在）
総合メディカル	健康サポート薬局48店舗　（2017年9月） 健康サポート薬局研修修了薬剤師数　395人（2017年9月29日現在） フレイルの啓発・予防（2017年7月より70店舗でスタート）

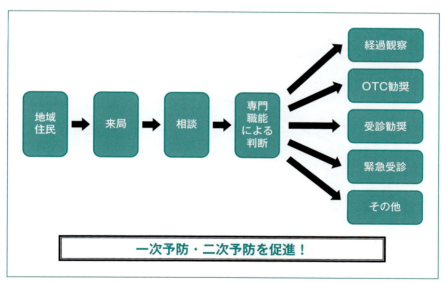

図4-3　健康サポート機能のストーリー

　この二つは両機能をそろえてこそ一貫性を生み、健康寿命の延伸という究極的なアウトカムの実現に貢献していくということだ。
　この一次予防・二次予防の促進に向けた「健康サポート機能」をストーリーで表したのが図4-3だ。「地域住民にいかに来局をしてもらうか」、「来局時に健康や薬

第4章 地域に根差した選ばれる薬局になるために…今後に向けて

などにまつわる相談をしやすい状況をどう作っていくか」、そしてその相談の場において、薬剤師としての「専門職能による判断」を行い、いかに「経過観察」、「OTC勧奨」、「緊急受診」、「その他」といったなかの最適な対応を行うかが求められている。「健康サポート機能」を効果的に発揮するために、このストーリーのなかでどこに自店のボトルネック（制約条件）があるかを見出し、対応していくことが重要だ。「そもそも、処方箋以外の地域住民の来局がほとんどない」、「処方箋以外の相談を受けることがほとんどない」、「たまにあっても、『先生に相談してみてください』で終わっている」といったことが起こっていないかを把握し、それを解消・改善する取り組みを優先順位を考えて進めていく必要がある。

この最初の入り口の「来局」を意識するうえで見ておきたい指標に薬局への「来局頻度」がある。以前、あるドラッグストアの経営者が「調剤専門薬局よりドラッグストアの方がかかりつけになりやすい」と言われているのを耳にしたことがあ

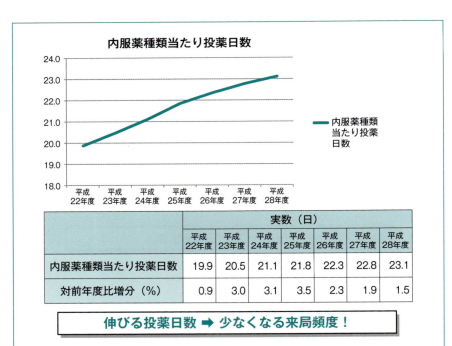

図4-4　投薬日数の伸び

る。「どうしてですか？」と聞くと「ドラッグストアの方が患者の来店頻度が高いからだ」というのである。ご存知のように長期処方が認められるようになってきてから調剤薬局における患者の来局頻度は落ちてきている。図4-4は「投薬日数の伸び」を表したものだが，伸び率は低下傾向にあるものの着実に伸び続けている。平成28年度で23.1日という数字だが，ここから機械的に逆算をすると月に1.3回の来局ということになる。もちろん，他の処方箋で来局をしていれば実際の来局頻度はもっと上がるのだが，少なくともそれがここ数年低下してきているのは間違いないだろう。このような現象を受けてそのドラッグストアの経営者は「ドラッグストアで少なくとも週1回，来店頻度の多い高齢者であれば，毎日来る」，「そうした状況のほうがはるかに『かかりつけ薬局』としての機能を果たすことができる」というのである。おおいに一理ある意見だ。一般的にコミュニケーション頻度が高いほうが関係性は深まる。月に1回か2回しか会っていないなかで関係性を築くのはハードルが上がる。そうした意味で，「処方箋持参以外の来局動機をどうつくっていくのか？」は，特に調剤専門の店舗においては，考えるべき「問い」といえる。

　そこで，調剤専門薬局が来局動機を増やすための構造を見てみよう。図4-5は，それを図示化したものだ。「店舗でのサービス提供体制」について「提供サービスの告知」を行うことにより，地域住民の「来局動機」，「来局者」が増え，それに対し「高い健康サポート機能の発揮」をし，そのレベルが高いと「満足度」が上がり，「来局頻度」が増える。「来局頻度」が増えてくると，より質の高いサービスができるようになり「高い健康サポート機能の発揮」ができるようになる。ここに一つ目の好循環ができる。また，「来局頻度」が上がることで，タイムラグがあるものも「さらなる投資」をすることができるようになり，「店舗でのサービス提供体制」をより強化することができる。これが第二の好循環になる。もちろん，自動的にこのような循環が発生するわけではないが，取り組みの成果が一時的なものに陥ったり，特定の個人の頑張りだけで支えられているというような状況にならないように，こうした好循環を生む構造を意識して，それが仕組みになるように働きかけることが重要である。

　一般的に調剤専門薬局では，処方箋なしの「来局頻度」や「提供サービスの告知」に限界があり，この好循環が生まれにくいので，健康セミナー・健康教室や検体測定といったイベントやツールを活用して，この循環構造をうまく回していこう

第4章 地域に根差した選ばれる薬局になるために…今後に向けて

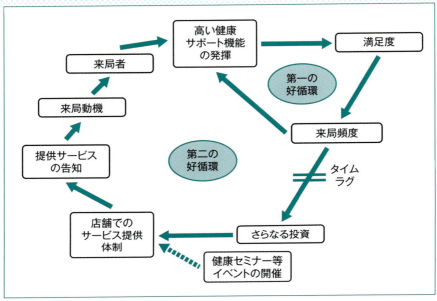

図4-5 健康サポート機能発揮の好循環

という考えになる。したがって，健康セミナー等のイベントをする際には，当日のイベントの成功だけで終わるのではなく，この循環がうまく回るように仕組みづくりをしていくことが中長期的な成功のポイントといえるだろう。そのためには地域住民を意識した来局者のデータベースづくりが必須となってくると考える。

「かかりつけ薬剤師・薬局(機能)」を果たすことはベースの業務であり，それに加えて「健康サポート機能」をしっかり強化することは，一次予防・二次予防につながり，「地域に根差し選ばれるかかりつけ薬局」になるための課題となっている。

第4章 地域に根差した選ばれる薬局になるために…今後に向けて

3 チーム医療の原点に

▶▶▶ 薬局内・地域でチーム活性化の実現を！

　本書で提案させていただく最後の課題として「チームでどう取り組んでいくか？」を取りあげたい。これまでのことを真摯に取り組もうとすると「チームで取り組む」でないと進めるのが難しい。チームというと「チーム医療」といわれて久しく経過しているし、「医薬分業」はその草分け的存在ともいえるはずで、古くて新しい課題だ。

　まず、「チームとは何か？」ということを確認しておきたい。一般的にはチームとは「共通の目的・目標をもった集まり」のことである。人が単に集まっただけだとそれはグループ＝集団であり、チームではない。加えて、チームには「活性化したチーム」・「成果の出せるチーム」と「そうなってはいないチーム」がある。ここでは「活性化したチーム」にするにはどうすべきかを考えていきたいので、その定義も確認をしておく。さまざまな定義が考えられるが、本書では「その目的・目標の達成に向けて、メンバーが『主体性』と『相互作用』を発揮できているチーム」という定義（桃山学院大学経営学部　牧野丹奈子教授）で「活性化したチームで取り組む」について考えていきたい。

　保険薬局での「チームで取り組む」には「薬局内でのチーム」と「地域連携でのチーム」という二つの側面がある（図4-6）。まず、「薬局内」が「チーム」でないと「かかりつけ薬剤師・薬局（機能）」、「健康サポート機能」は十分には取り組めない。店舗は管理薬剤師（薬局長・店長さまざまな呼称はあり得るが）を軸に、一般薬剤師、受付事務、場合によっては栄養士など他のスタッフも含めて、チームとして機能しているかどうかが問われる。医療は24時間・365日が原則で、薬局は外来ベースなので比較的その要素は病院等に比べて薄いかもしれないが、「かかりつけ薬剤師・薬局（機能）」で求められる「24時間対応・在宅対応」の機能を持ちだすまでもなく、この側面は付いてまわる。また、外来業務においても開局時間に常に出勤をしているわけではないし、業務を効率的に進めるための役割分担という意味でのチームとしての連携は必要だ。

もう一つは,「地域連携でのチーム」。在宅がイメージされやすいが,それだけではない。第1章でも紹介したが2018年改定では外来でも連携が求められる点数がより強化されつつある（表1-4 P.44)。もちろん,外来医師だけでなく,在宅での医師・看護師・ケアマネジャー・ヘルパー等々との連携は欠かせない。こちらは,組織が別ということで,チームとして機能させることはより難易度が増す。

こうした,他職種や他組織との連携を図るうえで,コーディネーター役の機能を果たしやすいのが薬剤師・薬局とは言えないだろうか。第3章1節で紹介をした重症化予防の取り組みなど,もちろん医師がリーダーではあるが,それを事務局的にサポートする機能を一番発揮しやすいのは薬剤師と考えられる。弊社主催の薬局経営者向けのセミナーである医師をお呼びした際に「医師に対し疑義照会や処方提案という意見が言える機会をもっているのは薬剤師のみ」,「薬剤師におおいに期待をする」という言葉をいただいた。まさしく,このような機能が今強く求められている。かかりつけ薬局として地域のチーム医療のコーディネーター的役割を果たせるかも,次のステージをにらんだ際の欠かせない取り組みといえる。

こうした「薬局内」,「地域連携」のチームとしての取り組みを「主体性」と「相互作

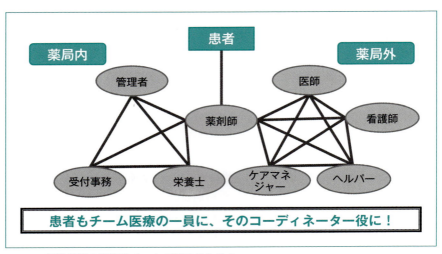

図4-6　保険薬局の業務はチームで進められる！

用」を発揮して進めることはそう簡単ではない。「薬局内」は狭い空間の中での取り組みであり,「地域連携」においては,医療・介護という業界は一般的に縦のヒエラルキーが働きやすく,関係性がうまく構築できずチームとしてのパフォーマンスが十分に発揮できないことが少なくない。そうしたことを克服するために,次のような視点をもつことが重要だ。

まず,チームの機能の発揮を活性化させていくには段階があるという考え方で,それを踏まえてチームの現在位置を把握し,その活性化を図っていくというものである。それを4段階で表したのが,心理学者のタックマンが唱えた「タックマンモデル」である(図4-7)。

① **形成期(Froming)**:メンバーはお互いのことを知らず,共通の目的等もわからず模索している状態。
② **混乱期(Storming)**:目的・目標・ルール・進め方・各自の役割等について意見を発するようになり対立が生まれる。
③ **統一期(Norming)**:価値観の共有や行動規範が確立し,他人の考え方を受容し,目的・目標・進め方・役割等を確認しチーム内の関係性が安定する。
④ **機能期(Performing)**:チームに結束力と一体感が生まれ,チームの力が目標達成に向き,主体性と相乗効果が発揮されている。

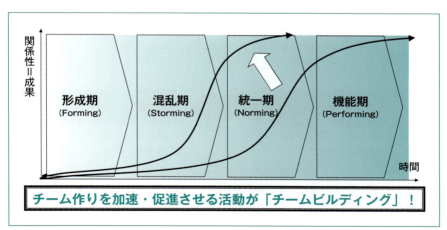

図4-7　チームの発展の段階(タックマンモデル)

第4章 地域に根差した選ばれる薬局になるために…今後に向けて

（タックマンモデルの原典では，上記4段階としているが，近年では「⑤ Adjourning：散会」を加え，5段階としている場合もみられる。）

チームは形成されただけで機能し始めることはなく，形成後，混乱を経て，機能を発揮するようになる。意見の対立を避けていれば，表面的には落ち着いているが，本質的には統一はされず，本来もっている能力やチームとしての相乗効果も発揮されない。組織の進化に重要なことは，混乱期を避けずに早く通過し，統一していくという考え方だ。この混乱期を乗り越え，統一期に素早く移行していくためには，コミュニケーションの質が重要となってくる。「コミュニケーションが重要」はもう「耳にタコができた」というくらい聞き飽きているかもしれないが，チームの活性化を図るうえで，コミュニケーションの質の種類を理解し，その場・関係性の状況に応じて使い分けを行うことが，4段階をスムーズに移行してくために効果的である。コミュニケーションの質は「儀礼的な会話」，「討論」，「内省的対話」，「生成的対話」(図4-8)に分けることができる。

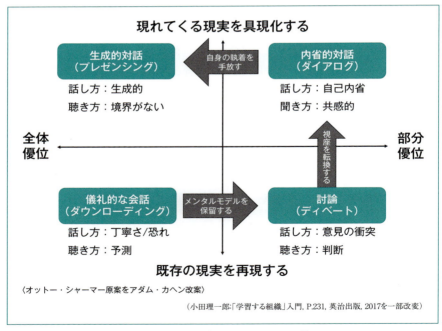

図4-8 チーム活性化のために…コミュニケーションの4つの質

3　チーム医療の原点に

「儀礼的会話」：まずは関係づくり，意見交換できる「安心・安全な」関係性・場を作る。口で言うのは簡単だが，ある意味一番難しいかもしれない。

「討論」：「儀礼的会話」で関係性を作ったうえで，率直な意見交換ができる関係でのコミュニケーション，その際に，根拠をしっかり言葉にして伝えることがポイント。日本人が軽視しがちなフェーズ。

「内省的対話」：お互いの価値観を共有，自分自身を振り返るコミュニケーション。相手の意見や価値観を否定するのではなく，その背景・理由・根拠を共有しながら，相互の価値観・メンタルモデルを意識する関係。

「生成的対話」：お互いの価値観を保留したうえで，チームとしての価値観を共有しながら，そのことによって現れてくる「現実」に照らしあわせた対応を考える。

　また現場としては，こうしたレベルでコミュニケーションの質を使い分けるには，そもそもそれができる関係性や場が作れないということであれば，最低限の視点として次のことから取り組んでいただきたい。

　「関係づくりができているか？」日常的に，挨拶・感謝・承認と傾聴を非言語を意識して行う。

　「相手の意見を認識・受容できているか？」日常的に，相手の意見を聴く際に，言語化されやすい主張を聴くだけにとどめず，その背景・理由・根拠まで聴く。

　「チームの共通の価値観は醸成できているか？」活動の節目，節目にチームの目的・目標・理念といった価値観をしっかり共有する。

　ちょっとしたことからでも，実施してみると関係性の変化のきっかけとなる。特に職場のリーダーとなる経営陣・管理者が「笑顔という非言語」をうまく使うことは重要だ。職場の上長が苦虫を嚙み潰したような表情をしていると，職場の雰囲気は暗くなり，相談などが起こりにくく，そこからチームの関係性が悪くなる。

　薬局内・地域連携といったチームを活性化させ，キャッチフレーズとしてだけではなく，データで「地域に根差し，選ばれている」を把握し，1次・2次予防を実現する健康サポート機能と重症化予防を果たすかかりつけ薬剤師・薬局機能を提供し，健康寿命の延伸という大きなアウトカムの一助を担えるならば，薬局及び薬剤師の未来は明るい。これらの取り組みの発展をおおいに期待したい。

第4章　地域に根差した選ばれる薬局になるために…今後に向けて

まとめ

第4章　地域に根差した選ばれる薬局になるために…今後に向けて

1　地域に根差すとは…マーケティングの視点

⇒●キャッチフレーズとしてだけではなく，データとして「地域に根差す，地域から選ばれる」を把握することが重要。

●そのためには，「地域シェア」と「かかりつけ度」を把握しよう！

●半年スパンぐらいでその向上のための施策を検討し，実施しよう！

2　健康サポート機能との連携

⇒●患者のライフステージ全体に関わるには，「健康サポート機能」と「かかりつけ薬剤師・薬局（機能）」は両輪

●健康サポート機能は一次・二次予防，かかりつけ薬剤師・薬局機能は重症化予防に重点

●高い健康サポート機能の発揮のために，イベントで終わるのではなく，構造として好循環が回るように取り組みをしよう！

3　チーム医療の原点に

⇒●これまでの取り組みをうまくやるためには「チームの活性化」が不可欠

●薬局内でのチーム・地域連携でのチームの2側面がある

●うまくやるためには，自チームの活性化の段階が下記のどこにあるかを認識する

　　　形成期　⇒　混乱期　⇒　統一期　⇒　機能期

●自チーム活性化の段階をレベルアップさせていくために，最低限

　　　「関係づくり」の取り組み

　　　「相手の意見を認識・受容」相互の価値観の共有の取り組み

　　　「チームの共通の価値観」共有の取り組み

　　を意識してチームに働きかける。

おわりに

　本書を書き上げたころ，PNB（PHARMACY NEWSBREAK／じほう発行）で「慶応大薬学部　糖尿病の療養支援で薬剤師介入研究を開始，開発ツールによる個別化対応の検証へ」（2018年4月11日）「一段と重要性が増す患者の『個別化対応』慶応大薬学部と薬局が研究事業スタート」（2018年4月18日）という記事を目にした。慶応大学が開発された「服薬アドヒアランスリスク推定ツール」を用いて研究協力の同意を得た患者の服薬上の課題を確認したうえで療養方針を決め，その方針に沿って「動機づけ面接法」を基本とした患者との対話を実践することで治療効果の向上につなげる研究事業だそうだ。具体的な取り組みはこれからだとは思われるが，こうした研究の結果が薬局の現場に生かされ，当たり前になっていくようなことが期待されるうれしいニュースだ。

　こうした動きに対し「研究と違って，実際の現場になると違う」，「現場ではすべての患者にはそんなことはやってられない」，「現場のことをわかっていない」という声もあるかもしれない。そうした皆さんにお伝えしたいのは「ぜひ，100，ゼロにならならいでいただきたい」ということだ。要するに「全員にできないから，やらない」ではなく「できるところからしっかりやる」，「必要性の高いところからやる」という考え方である。本書でも記したことだが，既に「かかりつけ薬剤師」に対し「かかりつけ薬剤師・薬局を必要とする患者像」は提示されている。また，糖尿病患者においても20%の重症患者が医療費全体の85%を占めているという推計値もあり，すべての糖尿病患者に対してではなく，重点対象者の改善を実現するだけでも「コストに見合ったメリット」につながりうる。また，今後ICT等の活用によりその効率化は期待され，より対応しやすくなるはずだ。

　かかりつけ薬剤師・薬局機能の本質は，「薬学管理を通じた健康寿命の延伸支援」である。そこを正面から受け止めて薬剤師・薬局が取り組まないと，別の業界か

らこの分野（健康寿命の延伸支援業）を他職種・異業種にさらわれかねない。実際に，2018年3月4日にフジテレビ系列のMr.サンデーにてダイエットで一躍有名となったRIZAPの取り組みが紹介されていた。RIZAPはその「結果にコミットする」という理念のもと長野県伊那市と提携し，医療費の削減に貢献しようと取り組んでいる。同年1月に始まったばかりなのでその成否はこれからだが，このような取り組みは今後広がっていくかもしれない。「結果＝アウトカムにコミットする」その気概が問われる時代となっていることを，薬局薬剤師もしっかり肝に銘じておく必要があるだろう。

　最後に，この執筆の契機となったセミナーをご一緒くださった日本大学　亀井美和子先生，我々の取材に労を惜しまずご協力いただいた明治薬科大学　赤沢学先生，保険薬局経営者連合会　山村真一会長，阪本大介氏，株式会社マディア　古川綾社長，松本市薬剤師会　加賀美秀樹会長，那須野俊清事務局長，株式会社メディカルファーマシィー，株式会社ぼうしや薬局，株式会社ファーマみらい，日本調剤株式会社，株式会社ホロンの皆さんに感謝の意を表したい。併せて原稿の取りまとめにおぼつかなかった筆者達の執筆の支援をしてくださった株式会社じほうの大磯洋彦氏，吉中一典氏にも感謝を申し上げる。ありがとうございました。

　2018年5月

久保　　隆

参考文献

●保険薬局PS・CS経営の実践
　　　久保 隆著　　　　　　　　　　　じほう　　　　　　　　2002年

●断絶の時代
　　　P.F.ドラッカー著　　　　　　　ダイヤモンド社　　　　　1999年

●ビジネスモデル・ジェネレーション
　　　アレックス・オスターワルダー他著　翔泳社　　　　　　　2012年

●経営の自己組織化論
　　　牧野丹奈子著　　　　　　　　　　日本評論社　　　　　　2002年

●顧客識別マーケティング
　　　ブライアン・P.ウルフ　　　　　　ダイヤモンド社　　　　　1998年

●「学習する組織」入門
　　　小田理一郎著　　　　　　　　　　英知出版　　　　　　　2017年

●調剤と情報2017年8月号Vol.23　No.10
　　　　　　　　　　　　　　　　　　じほう

株式会社ネグジット総研

　1977年会計事務所を母体とするコンサルティング会社として設立。経営コンサルティングをはじめ，レセプトコンピュータ「調剤くん」の開発販売，在宅支援システム，クラウド型薬歴共有システム開発販売，処方箋送信サービス，薬剤師インターネット調査事業など保険薬局・薬剤師支援ビジネスを展開，2009年より東邦ホールディングスグループ会社。

　本書を著作した経営コンサルティング部は，中小企業・病院・保険薬局に対する経営コンサルティング・研修事業を展開。特に保険薬局向けコンサルティングのパイオニアとして，戦略立案からオペレーション支援まで多くの保険薬局の経営支援を行っている。ネグジット総研が主宰する薬局経営者研究会は，全国150社を超える薬局チェーンが参加している。

連絡先

株式会社ネグジット総研

〒650-0033　神戸市中央区江戸町85-1　ベイ・ウイング神戸ビル5F

　　　　　　TEL 078-393-2151　　FAX 078-393-2180

　　　　　　http://www.nextit.co.jp

　　　　　　mc@nextit.co.jp

患者本位の医薬分業の実現
今こそ「かかりつけ薬剤師・薬局機能」を強化しよう！

定価　本体2,400円（税別）

平成30年6月20日　発　行

企画・編集　　株式会社　ネグジット総研

発行人　　　武田　正一郎

発行所　　　株式会社　じ ほ う

　　　　　　101-8421　東京都千代田区神田猿楽町1-5-15（猿楽町SSビル）
　　　　　　電話　編集　03-3233-6361　販売　03-3233-6333
　　　　　　振替　00190-0-900481
　　　　　　＜大阪支局＞
　　　　　　541-0044　大阪市中央区伏見町2-1-1（三井住友銀行高麗橋ビル）
　　　　　　電話　06-6231-7061

©2018　　　　　　　　　組版　（株）ケーエスアイ　　印刷　音羽印刷（株）
Printed in Japan

本書の複写にかかる複製，上映，譲渡，公衆送信（送信可能化を含む）の各権利は
株式会社じほうが管理の委託を受けています。

JCOPY ＜（社）出版者著作権管理機構　委託出版物＞
本書の無断複製は著作権法上での例外を除き禁じられています。
複製される場合は，そのつど事前に，（社）出版者著作権管理機構（電話 03-3513-6969,
FAX 03-3513-6979，e-mail：info@jcopy.or.jp）の許諾を得てください。

万一落丁，乱丁の場合は，お取替えいたします。
ISBN 978-4-8407-5095-0